Le piège

L'alcool n'est pas innocent

Du même auteur
(Mylène Demongeot)

Les Lilas de Kharkov, Éditions Blanc, 1998.
Tiroirs secrets, Le Pré aux Clercs, 2001.
Animalement vôtre, Le Pré aux Clercs, 2005.

Mylène Demongeot
Dr Isabelle Sokolow

Le piège

L'alcool n'est pas innocent

Flammarion

ISBN : 978-2-0812-1404-0

À mes enfants,
mes parents et mes patients.

I. Sokolow

« Acceptez-vous de prendre cet homme pour époux, jurez-vous de l'aimer et de le chérir dans la joie et la douleur dans le malheur et l'adversité pour le meilleur et pour le pire jusqu'à ce que la mort vous sépare ? »

29 septembre 1990

AVANT-PROPOS

Toute ma vie, j'ai rempli de notes quantité de petits carnets achetés un peu partout. Lors d'un déménagement, en ouvrant une boîte à chaussures en carton remplie d'objets divers, je suis tombée sur un petit carnet rouge tout défraîchi qui ne contenait que ces quelques pages écrites nerveusement :

Cette nuit, je me suis réfugiée derrière la penderie du grenier – tout au fond – bien cachée par les vêtements et par le lourd rideau qui les protège.

J'ai entendu, en bas, son pas lourd... puis des appels – d'abord gentils – puis de plus en plus agressifs. J'ai peur. Je tremble. Je suis fatiguée. Je veux dormir – juste dormir – juste me reposer. Il doit être trois heures du matin. La nuit est encore longue...

Si seulement il pouvait dormir – mais non – ces temps-ci, il dort toute la journée et se réveille le soir. Tous les médicaments qu'on lui donne, dont on le bourre, ne servent à rien. Toute la nuit il est après moi – il me harcèle – m'accable de reproches ! Bien sûr, s'il boit, c'est ma faute. Je suis une salope – un monstre...

Il parle... il parle... de cette voix bégayante avec des éclats de rire idiots.

Je le regarde et comme toujours je n'arrive pas à y croire... c'est lui ? c'est le même homme ? C'est l'homme que j'aime tant, cette épave ? Ce débile mental ? Ce monstre agressif qui me fait si peur... Oui... c'est incroyable... j'ai peur de lui... Je crève de peur. Je veux dormir.

En bas les appels ont cessé. On n'entend plus rien. Peut-être va-t-il boire encore un coup et aller s'écrouler quelque part... peut-être vais-je enfin pouvoir dormir quelques heures... Oh mon Dieu, j'en ai tellement besoin !

Je grelotte. Toujours recroquevillée derrière les vêtements.

Tout d'un coup j'entends : « Jo... Jo ma fille... cherche... cherche... va, ma bonne fille... cherche ! » Jo, c'est notre chienne berger allemand. Dans la forêt, nous avons l'habitude de jouer à cache-cache ! Je me cache et elle me retrouve toujours.

Ce qui veut dire que ma fragile pause est finie. Bien sûr, elle va me trouver. Je me recroqueville, encore. Mais non. Bien sûr. Elle m'a trouvée. La voilà. Son bon museau chaud contre ma joue. Elle est fière d'elle et moi, j'entoure sa tête de mes bras et je pleure. Elle m'a trouvée. Je me lève et retourne vers mon enfer.

Je rentre dans notre chambre où, allongé sur le lit, il fume. Je pense machinalement : « Encore un trou dans les draps », je ne les compte plus. Il me regarde en ricanant – très satisfait de lui, de sa trouvaille... de sa chienne.

« Tu vois, tu ne peux rien contre moi. » Je pleure sans rien dire. Je suis trop fatiguée. Je veux dormir. Seulement dormir... dormir... oublier... m'évader... dormir.

En relisant, j'ai été saisie d'un grand froid. J'avais oublié cette période si dure. Tant d'années se sont écoulées depuis...

Ensuite je me suis demandé pourquoi, à l'époque, j'avais éprouvé le besoin d'écrire, de fixer sur le papier ces mots, cette douleur. Et cette peur. J'en suis arrivée à la conclusion suivante : justement pour ne pas oublier, pour, un jour, me souvenir de ces moments si noirs qui m'ont poussée à prendre la fuite malgré l'amour fou que je portais à cet homme qui était mon mari.

Et, aujourd'hui, je pense à ceux qui, en ce moment peut-être, souffrent et se désespèrent. J'espère qu'ils pourront trouver un peu d'aide et de réconfort en lisant notre livre et qu'ils se sentiront moins seuls.

PROLOGUE
par Mylène Demongeot

Encore un ouvrage sur la dépendance à l'alcool, penserez-vous. Peut-être, mais il nous a semblé nécessaire. Car si des alcooliques ont raconté leur combat, leur souffrance, leurs rechutes, leur guérison, si des docteurs, des psys se sont longuement penchés sur le sujet, ont écrit des livres remarquables, à ma connaissance les conjoints, mari, femme, frère, parents, enfants – la famille, quoi – prennent rarement la plume. C'est ce que j'ai voulu faire en livrant mon témoignage. Celui d'une femme qui a vécu trente-cinq ans aux côtés d'un être merveilleux, lentement piégé par l'alcool.

Nous avons combattu ensemble cette maladie et je peux parler de ce long voyage avec ma franchise habituelle. Ceux qui m'aiment me l'ont souvent reprochée, cette franchise. Mais comme je suis incapable de cacher ce que je ressens, je dis ce que je pense et je parle trop. Autant vous dire, par exemple, que je ne joue plus jamais au poker ! Quand il m'est arrivé d'avoir en main quatre as et que je me croyais absolument impassible, de marbre, mes partenaires, eux, se couchaient, et personne ne suivait. Bizarre, non ? Alors, ma fameuse franchise, je la mets aujourd'hui au service d'une cause qui me tient particulièrement à cœur : parler honnêtement de mon expérience et également de mes erreurs, commises en toute bonne foi, aider ceux qui essaient d'assumer leurs difficultés de tous les jours aux côtés d'une personne alcoolique. Mais expliquer, essayer de faire comprendre la maladie alcoolique dans toute sa complexité, je ne pouvais l'assumer seule, j'avais besoin des conseils et de l'expérience d'un médecin connaissant parfaitement cette maladie : le docteur Isabelle Sokolow.

*

La première fois que j'ai entendu évoquer le nom d'Isabelle Sokolow, c'était fin 1980. Un ami intime avait subi une intervention à l'hôpital de Saint-Cloud et, connaissant les problèmes qui rongeaient notre existence, nous avait parlé d'elle, de son excellente réputation et de ses résultats. « Vous devriez la rencontrer », nous avait-il dit. Je n'avais rien contre mais, à l'époque, mon chéri étant dans le « déni » le plus complet, il n'aurait pas été possible, ni même pensable, d'organiser une rencontre.

Si bien que je n'ai croisé la route d'Isabelle qu'en l'an 2000... Soit vingt ans plus tard.

*

Après la disparition brutale de mon époux, nous nous sommes vues à plusieurs reprises, éprouvant une sympathie grandissante l'une envers l'autre. Et puis, un soir, au cours d'un dîner, l'idée nous est venue d'écrire un livre à deux voix. Un livre où s'expriment celle qui soigne et celle qui a vécu avec...

Oui, pourquoi ne pas rédiger un ouvrage sous forme de conversation libre où nous confronterions nos expériences réciproques, nos histoires liées à l'alcool ?

Avec le but, l'ambition même, le souhait aussi, d'aider ceux qui vivent auprès d'une personne malade.

J'ai appris énormément de choses à travers ces conversations. Isabelle également, m'a-t-elle avoué. Certes, pour moi, il est trop tard. Alors, elles sont pour vous.

Prologue
par Isabelle Sokolow

Vers l'âge de dix ans, dans mon école, à Paris, on nous a demandé un jour d'imaginer et d'écrire l'histoire d'une bouteille. La plupart des élèves ont parlé de celle, classique, lancée à la mer avec une lettre dedans. Moi, j'ai inventé une bouteille de vin qui vivait un grand bonheur avec un alcoolique, se sentait rassurée à ses côtés, jusqu'à ce que celui-ci meure et qu'elle se retrouve abandonnée sur une étagère, tristement vide.

D'où m'est venu ce récit ? Je n'en sais pas plus que vous !

Cela tenait-il à mon enfance ? Je l'ignore et n'y crois guère puisqu'elle fut heureuse et sans histoire avec ma sœur jumelle. Cette dernière était tout pour moi, j'avais besoin d'être en permanence en sa compagnie. Elle aussi, mais d'une autre façon. En vérité, je suis consciente d'avoir eu avec ma jumelle un lien intense, une codépendance affective même, très puissante. Et je pense que c'est ce qui m'a permis de comprendre et d'analyser, plus tard, les forces de la dépendance, la douleur et la sensation de vide éprouvées lors de chaque séparation. Mais n'anticipons pas.

*

Je suis devenue médecin par des voies inhabituelles, l'envie de poursuivre mes études dans cette discipline m'étant venue après une grave maladie.

On craignait pour ma vie. J'ai été hospitalisée pendant plus de deux mois à l'âge de vingt ans et j'ai reçu des soins si professionnels, une attention, un accueil si chaleureux de la part des médecins et des infirmières qui m'avaient redonné goût à la vie que, par la suite, j'ai décidé à mon tour d'entreprendre des études d'infirmière.

Puis j'ai eu la chance, l'opportunité, de pouvoir poursuivre mon parcours par des études de médecine.

*

En dernière année, j'ai effectué un stage dans le service du docteur Haas, un pionnier en alcoologie, à l'hôpital de Saint-Cloud. Ce chef de service en gastro-entérologie dirigeait cinquante lits dont quarante-cinq étaient réservés aux patients souffrant d'alcoolisme. J'ai découvert son abnégation, sa patience et son talent. Avec Mouka il m'a initiée à cette maladie si particulière.

Mouka : une femme exceptionnelle. Durant la guerre, arrêtée pour avoir fait partie de la Résistance, elle avait passé plusieurs années dans des camps de concentration. Il fallait posséder une volonté de fer pour réussir à supporter ces moments atroces et rester en vie. Et puis plusieurs années plus tard, pour des raisons intimes, elle devint alcoolique. Et finit par atterrir dans le service.

Elle me racontait souvent la difficulté qu'elle avait eu pour arrêter de nier sa maladie, tant elle pensait dur comme fer que sa « sacrée volonté » lui permettrait de boire raisonnablement. Elle me disait encore que lorsqu'elle avalait un verre, elle pensait déjà au suivant ! Que pendant dix ans, tout en continuant de boire, elle participait aux réunions des Alcooliques anonymes et son mari à celles des Al-Anon ; qu'ils ont mis du temps pour comprendre l'un comme l'autre leur impuissance à lutter : elle, contre l'alcool, lui, contre l'alcoolisme de son épouse. Alors, elle capitula devant l'alcool et se fit hospitaliser.

Le docteur Haas, peu de temps après, lui proposa de témoigner de son expérience, de partager son vécu avec les patients et d'organiser des réunions dans le service. Elle accepta et en devint une figure incontournable.

Lorsque je suis arrivée, elle s'est présentée en ces termes :

— Je m'appelle Mouka, je suis l'alcoolique de service.

C'était une femme très gaie, dotée d'un grand charisme, qui me communiqua son enthousiasme pour soutenir et même bousculer les patients hospitalisés.

*

Après le départ en retraite du docteur Haas, j'ai eu la chance de travailler avec le docteur Niox-Rivière. Cette dernière a eu l'idée formidable d'inventer l'URSA (Unité de recherche et de soins en alcoologie), association rassemblant soignants et soignés, située au sein même de l'hôpital et dotée de plusieurs objectifs, dont celui de créer un accueil pour les patients hospitalisés, pour ceux qui viennent de l'extérieur et leur entourage... Cette mixité est enrichissante et permet aux patients, à leur famille et leur entourage de bénéficier des informations, du réconfort nécessaire à une meilleure compréhension de cette maladie.

Salutaires, ce genre de rencontres libère la parole et donne naissance à des sujets de réflexion nouveaux pour tous. Bien souvent, ils ne se posent plus les mêmes questions après ces rencontres.

Les patients passent du pourquoi : « Pourquoi m'accusent-ils ? », « Pourquoi me traitent-ils d'alcoolique ? » au comment : « Comment m'en sortir ? » Quant aux membres de l'entourage, ils passent aussi du pourquoi : « Pourquoi mon mari boit-il ? », « Pourquoi n'arrête-t-il pas ? », « Pourquoi ne m'écoute-t-il pas ? », « Pourquoi ment-il ? » au comment : « Comment puis-je rester calme ? », « Comment puis-je penser à moi et quoi faire ? », « Comment demander de l'aide et à qui ? »

En somme, tous franchissent une frontière : celle qui fait passer de l'état de victime à celui de battant.

*

Des années plus tard, je suis devenue présidente du conseil d'administration des Alcooliques anonymes en France. Durant sept ans, j'ai vécu une belle aventure, avec notamment la création de groupes A.A. en Afrique, au Cameroun, au Togo, au Tchad, au Burkina-Faso et au Bénin. Cette expérience m'a permis de réaliser que, quelle que soit l'identité culturelle et sociale du malade alcoolique, il est sensible à la rencontre d'un alcoolique sobre. Cette rencontre le sort de son enfermement.

D'ailleurs, le premier groupe A.A. en Afrique est né au sein d'une prison grâce à un dénommé

Donatien, gardien alcoolique qui, après avoir rencontré un A.A. français, comprit que, pour se soigner, il convenait de rencontrer d'autres personnes et de partager cette expérience de vie.

*

Alors que j'ai constaté combien les malades alcooliques ont toujours l'ambition de s'en sortir seuls. Combien ils craignent d'aborder leurs problèmes psychologiques. Combien ils ressemblent à de grands brûlés qui ne supportent pas d'être approchés de trop près, cherchent à éviter le regard de l'autre, son jugement, redoutent la culpabilité, la souffrance, l'impression de vide intérieur.

Et pourtant, s'ils savaient, ces malades alcooliques, combien ils peuvent être intéressants par leur histoire, leur personnalité, leur capacité à rebondir... Ils trouveraient suffisamment confiance en eux et le courage pour changer de cap. Cette croyance m'a donné force et détermination pour continuer dans cette spécialité.

*

Ma rencontre avec Mylène a été, je l'avoue, une surprise. Et j'ai été heureuse – mais intimidée – de faire la connaissance de cette femme passionnée, belle, vive et si connue.

Prologue par Isabelle Sokolow

Je l'ai croisée un soir dans les coulisses après une représentation théâtrale et nous avons bavardé un moment de nos métiers respectifs. L'intérêt qu'elle témoignait pour ma profession de médecin alcoologue m'a surprise et fait plaisir.

Mylène m'a contactée quelques semaines plus tard et demandé de rencontrer son mari qui souffrait de problèmes d'alcool depuis longtemps. Comme je partais en vacances, je lui ai proposé de le voir à mon retour. Cette perspective m'a occupé l'esprit : j'imaginais son mari comme un être doté d'une forte personnalité. Parallèlement, je m'interrogeais : comment allais-je pouvoir l'aider ?

Quelques temps plus tard, j'ai appris son décès par la presse. Quelle tristesse. Malheureuse pour Mylène, j'ai eu le sentiment d'avoir raté quelque chose : la découverte d'un homme avec lequel j'aurais aimé évoquer sa souffrance, parler de sa profession, de son père. Alors, j'ai appelé Mylène pour lui faire part de mon amitié et lui confier que je partageais sa peine, convaincue que la vie était vraiment injuste et que, vraisemblablement, l'alcool – avec sa brutalité – avait emporté un individu passionnant et encore jeune. Quel gâchis pour lui comme pour elle.

*

Dans de pareilles circonstances et depuis longtemps maintenant, je me pose toujours les mêmes interrogations fondamentales :

Comment aider ceux qui sont malades pour qu'ils désirent se soigner ?

Comment aider l'entourage – épouses, époux, enfants – à se protéger afin de moins souffrir et d'accepter de ne pas essayer de se mettre à la place du patient ?

Comment prévenir intelligemment cette maladie et donner des informations exactes sans terroriser ?

Peut-on protéger de la spirale de la dépendance ceux qui se sentent en danger avec l'alcool ?

Les boissons alcoolisées étant agréables, subtiles mais dangereuses pour ceux qui en aiment les effets, comment se méfier du piège qu'elles tendent ?

Quels sont les signes avant-coureurs de cette fâcheuse dépendance ?

Comment permettre aux uns et aux autres d'entrouvrir les portes de leur prison ?

Autant de questionnements auxquels les conversations entamées avec Mylène bien des années plus tard devraient apporter de modestes éléments de réponse.

CHAPITRE 1

MÉNAGE À TROIS

Parfois, avant d'entamer une conversation à bâtons rompus, il est important de dire à l'autre qui l'on est et ce que l'on a vécu. Surtout concernant un sujet aussi sensible et aussi douloureux que l'alcoolisme. Pour qu'Isabelle puisse comprendre ce qui nous était arrivé, à mon compagnon et à moi, il me fallait dévider le fil du passé et raconter les étapes de notre vie de couple bouleversée par l'émergence d'un invité imprévu : l'alcool.

*

Après le violent coup de foudre qui nous a enflammés et fracassés en 1965 – et qui a provoqué chez mon amoureux une méchante jaunisse, due à l'émotion, « *dixit* » les médecins –, après avoir obtenu nos divorces respectifs, nous nous sommes mariés à la mairie de Saint-Cloud, le 16 septembre 1968. J'ai beaucoup de photos de cette époque. Dont une que j'aime particulièrement, collée sur une porte, bien en évidence, et je nous regarde en passant, jeunes, beaux, heureux, triomphants, pleins de confiance en l'avenir. Notre Mai 68 à nous !

*

Deux ans plus tard, après différents avatars et des assauts de méchanceté gratuite contre son travail qui blessèrent profondément cet homme en apparence si joyeux, si bien dans sa peau, si sociable mais qui, en réalité, était fragile, angoissé et hypersensible – ce que j'allais découvrir au fil de notre vie commune –, mon mari a commencé à subir les premiers assauts d'une maladie qu'en ce temps-là on appelait simplement « dépression ».

Car, alors, personne n'osait parler crûment d'alcoolisme comme aujourd'hui. Et mon tendre époux, beau, athlétique, sportif, viril, adoré par ses amis, n'avait pas encore – ce qu'il ferait bien des années plus tard – séjourné au Betty Ford Center USA pour essayer de se désintoxiquer définitivement. Une fois encore. Une fois de plus.

Au début, je pensais naïvement que, pour qu'il se sente mieux, il lui suffisait de ne pas boire... ou de boire moins, d'essayer de contrôler sa consommation. Ah ! si ça pouvait être aussi simple. Hélas non, ça ne marche pas ainsi. Car mon époux ne supportait pas qu'on laisse entendre qu'il rencontrait un problème avec l'alcool. Lui parlait de déprime, d'insatisfaction, de sensation d'échec... Des médecins, un grand ami psy, divers conseils donnés par les uns et les autres, prêchèrent la modération, mais sans aucun résultat.

*

Quelques années plus tard, avec une consommation d'alcool chaque jour plus forte, notre couple a basculé dans une période de violence qui a fini par me pousser à fuir malgré tout l'amour que j'éprouvais pour lui. N'en croyant pas mes yeux, je me suis retrouvée devant un inconnu agressif et violent qui me terrorisait. Lui aussi, lorsqu'il lui arrivait de reprendre ses esprits, était étourdi et stupéfait par la hargne, l'agressivité incroyable, qui émanait de lui et qu'il vomissait comme un torrent de boue. Ma famille ne m'ayant pas du tout habituée à la violence, à la brutalité, j'étais terrifiée. Alors, je me suis sauvée.

Ma fugue relevait d'un chantage tout à fait conscient. J'avais beau être affolée, perdue, je sentais qu'il me fallait agir avant qu'il n'arrive un vrai drame. Je me suis aperçue que la violence appelle la violence et que, moi aussi, poussée à bout, je pouvais devenir dangereuse. Profitant d'un instant de calme relatif où, épuisé, il s'était enfin assoupi, j'en ai profité pour écrire à toute vitesse, d'une main qui tremblait, une lettre que j'ai déposée bien en vue dans la cuisine et je me suis enfuie à l'aube, pieds nus, un imperméable enfilé à la hâte sur ma chemise de nuit. J'ai traversé tout le village en courant comme une folle et me suis réfugiée chez notre ami médecin qui venait souvent nous voir pour parler, essayer de le raisonner et lui faire des piqûres afin d'essayer de le faire dormir. Il connaissait donc parfaitement la situation. J'avais si peur, je tremblais tellement qu'il a paniqué lui aussi, et comme il partait très tôt pour l'hôpital où il exerçait à Paris, il m'a fourrée dans le coffre de sa voiture, recouverte d'une couverture et nous avons démarré à toute vitesse...

Ma lettre disait :

Je m'en vais... je n'en peux plus. Tu me fais trop peur... L'homme que j'ai sous mes yeux, celui que tu deviens, je le déteste et pourtant tu sais combien je t'aime, mais je ne peux pas vivre en ayant peur de toi... Si tu ne décides pas de te soigner pour de bon, je te le dis, tu ne me reverras plus jamais, tu peux en être sûr et pourtant je t'aime encore. Ne cherche pas à me retrouver, ça ne sert à rien.

Il m'a d'abord cherchée partout – absolument fou de rage, m'a-t-on raconté plus tard –, remuant ciel et terre sans aucun résultat. Puis, de guerre lasse, il s'est décidé à suivre des soins.

En fuyant, j'ai provoqué sa toute première, sérieuse et longue hospitalisation.

*

Après un mois à l'hôpital – je savais bien sûr dans quel établissement il avait été admis ; j'appelais même en secret ses médecins tous les jours –, les experts m'ont dit : « Il va bien. Il est tiré d'affaire. Vous pouvez reprendre la vie commune sans risques. » Bien qu'encore traumatisée, j'ai choisi de faire confiance et il est venu me rejoindre en Corse, à Bastia où je me remettais chez la mère d'une amie très intime.

Trop heureux d'être à nouveau réunis, nous avons loué une petite maison sur une crique près de Bastia et passé un mois entier, seuls, de bonheur absolu. Et cette période épouvantable n'est jamais revenue. En tout cas, jamais avec une telle force. Je crois que mon mari avait trop redouté de me perdre.

Hélas, même si nous nous aimions profondément, il a rechuté par la suite. Et je ne pus que le regarder, consternée, sans savoir quoi entreprendre pour l'aider.

*

À l'époque, je ne connaissais de l'alcool que quelques cuites entre copains et celles, monstrueuses, de mon demi-frère âgé de vingt-quatre ans à l'époque qui, une fois par mois, après avoir touché son maigre salaire, allait tout dépenser dans une boîte de nuit russe située à côté de chez nous. Une des boîtes préférées de Joseph Kessel, d'ailleurs, le « Novy ». Au petit matin, alertés par les voisins furieux du « vacarme », nous devions, mon père, ma mère et moi, aller le récupérer en bas de l'immeuble. Et presque le porter pour monter les trois étages menant à notre appartement puis le conduire à une chambre où il s'écroulait sur un lit, ivre mort mais riant comme un fou. De le voir dans cet état, j'étais, moi aussi, morte de rire. Du haut de mes quatorze ans, je trouvais son attitude particulièrement comique. Sauf qu'il en est mort.

*

Avec mon époux, nous avons vécu quantité d'hospitalisations plus ou moins longues. S'il peut sembler bizarre que j'écrive « nous », c'est pourtant le terme juste. Qui prend les rendez-vous, prépare la valise, conduit la voiture, installe la chambre, discute avec le médecin pendant que son homme dort assommé par les médicaments, fait des visites tous les après-midi même lorsque la clinique se situe à des kilomètres, apporte de la lecture, des vêtements propres, satisfait ses désirs, va faire des courses pour améliorer l'ordinaire, remplit les formulaires, entreprend toutes les démarches... sinon une femme, une mère, une personne aimante ?

Au début, chaque hospitalisation constituait un véritable drame puis, petit à petit, j'ai fini par me demander s'il n'était pas content, et même soulagé, d'aller se faire aider par des personnes connaissant son problème et le soignant avec dévouement. Il se montrait si charmant. Les infirmières l'adoraient. Peut-être, me suis-je dit parfois, la clinique est-elle pour lui un refuge, une pause, un moment de repos, de paix ? Un endroit où personne ne lui demande rien, ne l'accable d'aucun reproche ? Où il n'a pas à faire la guerre contre l'impitoyable ennemi qui, pour le moment, s'est éloigné ? Où, miraculeusement, au bout de quelques jours, il n'a plus envie de boire, ce qui lui fait croire qu'il est guéri.

Car à chaque sortie, il croyait sincèrement – et moi avec lui – qu'il avait vaincu la satanée maladie.

La vie alors recommençait... Mais les rechutes aussi.

*

Nous vivions sur des cycles.

Décision d'arrêter la boisson... Arrêt... Joie pour lui d'être sobre, de se sentir tellement mieux, et... rechute. Pour quelle raison ? Une déception, un échec, une mauvaise nouvelle, une fête, un anniversaire, une énième emmerde, des problèmes de fric... et revenait la dégringolade avec son cortège de souffrances et de malaises.

Pour lui, comme pour moi. Il était malade, c'est entendu, mais, finalement, nous l'étions tous, nous qui l'aimions.

Lui, malade et malheureux de l'être, et nous, malades de lui. Malades de sa maladie. Souvent exaspérés par son comportement que nous n'acceptions pas, que nous ne parvenions plus à comprendre. Fatigués par les discussions interminables qui n'aboutissaient à rien. Et quand il m'arrivait de me plaindre d'endurer une vie pénible, il me reprochait mon égoïsme puisque le malade, c'était lui. Celui qui souffrait, c'était lui ! Le suicidaire, c'était lui ! Celui qui mettait sa vie en danger, c'était lui ! Toujours lui ! Et c'était vrai, il n'avait pas tort. Alors, j'avais honte de mon égoïsme, moi qui étais saine et bien portante. Quoique, certains jours, j'aie eu la furieuse envie de tout foutre en l'air, de m'évader de cette existence à la con, voire de tomber gravement malade, pensant : « Comme ça, il faudra bien que quelqu'un s'occupe de moi ! » Mais qui ? Je ne connaissais personne susceptible de m'aider.

*

Notre vie de couple oscillait donc entre de longues périodes amoureuses et sereines où tout allait pour le mieux – même si, malgré moi, pendant ces moments de répit, sans pouvoir m'en empêcher, me taraudaient une angoisse, une peur que je dissimulais du mieux que je pouvais – et de maudites rechutes toujours plus rapides et plus profondes.

Tant d'années de guerre contre l'ennemi impitoyable, ce cher alcool, ce piège magnifique, font un sacré paquet de temps à alterner lunes de miel et cauchemars. Certes, je dois reconnaître n'avoir jamais eu l'occasion de m'ennuyer avec mon cher et tendre mari, mais le mot qui surgit toujours, lancinant, quand je me remémore ces décennies, c'est celui de « gâchis » !

Quel gâchis que tout cela. Et quel temps perdu.

*

Après ces années à vivre en « yo-yo », comme on qualifie les régimes amaigrissants, nous avons appris à gérer les rechutes sans l'aide d'un médecin.

Une semaine au vert – sur le wagon, comme disait son père –, avec des médicaments à forte dose et des litres et des litres d'eau et de jus de fruits pour compenser ceux de mauvaises substances avalées chaque jour, n'importe quel alcool lui étant bon à cette période. Avec comme consigne majeure de surtout le faire rester au lit, accumuler beaucoup de sommeil parce que en trois jours de ce traitement, déjà, il allait mieux. Au bout d'une semaine, la vie ordinaire pouvait recommencer.

Je sentais néanmoins que ces sevrages n'étaient pas la solution. Pour lui, pour moi, je voulais mieux, plus, j'espérais une guérison définitive, je continuais à chercher de l'aide. J'évoquais le sujet à cœur ouvert avec des amis en qui j'avais confiance, sur qui je savais pouvoir compter et sur la discrétion desquels je pouvais tabler. C'est en effet difficile, dans un tel cas, d'être connu ! J'avançais à tâtons avec toujours cet optimisme, cette foi dans la vie qui me caractérisent. Céline, d'ailleurs, dans une lettre à sa secrétaire, parle de « l'optimisme naïf des femmes ». Il avait raison. Je me reconnais.

*

Et en ce qui concerne l'amour physique – domaine qui intéresse toujours tout le monde – je sais par expérience que, dans un organisme trop imbibé d'alcool, l'envie reste intacte, alors que le corps, lui, renâcle, refuse de suivre, d'obéir au désir. Résultat, pendant des heures, vous attendez. Et c'est frustrant pour les deux ! Car tandis que vous laissez votre esprit vagabonder, vous éprouvez de la peine, de la compassion pour l'homme qui vous chevauche et qui voudrait tant... Mais au bout d'une heure, ou davantage, tout ce que vous désirez, c'est dormir ! Juste dormir. Du reste, il m'est arrivé de m'endormir, comme ça, sous lui. Il en était évidemment très vexé mais, le lendemain, on en riait ensemble.

Le matin, il était bien et de nouveau en forme. Avant le premier verre.

*

Les années passaient cahin-caha. Lui aussi ne supportait plus cette maladie invalidante qui pourrissait notre existence. Enfin, un jour, se rangeant aux conseils affectueux d'une amie américaine, mon mari s'est décidé à tenter une vraie et longue cure au Betty Ford Center USA. La dernière, m'a-t-il promis. J'étais inquiète de le voir partir mais pleine d'espoir aussi.

Il est revenu deux mois plus tard. Aminci, beau, rayonnant, guéri. En pleine forme. D'un coup, nous avons plongé dans le bonheur retrouvé et *illico* entamé une nouvelle lune de miel. Il me raconta dans le moindre détail la méthode mise en place au Centre, avec emploi du temps sévère et strict obligeant les patients à se lever à six heures du matin, à se laver, à balayer leur chambre, à faire leur lit (même Elizabeth Taylor, soignée là-bas, s'était pliée à cette règle). Il était interdit de prendre un médicament, pas même une aspirine ; les malades devaient suivre de nombreux cours, faire de la culture physique, du sport. On exigeait qu'ils écrivent l'histoire de leur vie, afin de, au terme de la cure, se réunir pour une cérémonie formelle autour d'un grand feu – un *burning* – où chacun brûlait son passé en lançant le cahier dans les flammes. En regardant leurs souvenirs se consumer, les patients, me confia-t-il, se sentaient purifiés et prêts à entamer une vie nouvelle, saine, pleine d'espoir. J'étais émue en l'écoutant. Lui aussi. Émue et enthousiaste. Une nouvelle vie. Nous trouvions que nous la méritions.

Une vie toute neuve, une vie d'abstinence, quel programme. D'autant qu'il lui fallait en outre demander pardon à ceux qui avaient souffert à cause de sa maladie. Moi la première, évidemment.

*

Les effets du Betty Ford Center ont tenu trois ans.

J'avais pardonné, bien sûr. Mais même si j'étais heureuse, je n'arrivais pas complètement à lui accorder une confiance totale. Comme, durant ces années, j'avais pris l'habitude de tout porter sur mes épaules, je ne parvenais pas à lâcher prise. Il me disait d'ailleurs parfois, un peu amèrement : « Tu ne m'as pas pardonné. Tu m'en voudras toujours... »

Je réfléchissais... Oui, bien sûr, je lui en voulais... Ça faisait tout de même quinze ou vingt ans – je ne comptais plus – que je subissais sa maladie. C'était long. Malgré mon amour, certains jours j'en avais marre. Je me disais : Il a gâché sa vie d'accord, mais la mienne aussi ! Et lui le sentait, en était conscient. La nuit, lorsque nous étions dans les bras l'un de l'autre, il murmurait :

— Tu m'en veux toujours, n'est-ce pas ?

Et moi, incapable de lui mentir, je répondais :

— Oui, c'est vrai, j'ai du mal. Mais j'y arriverai, ne t'en fais pas.

*

Nous avons eu quelques belles années tranquilles. Et il me semble – les souvenirs se brouillent un peu aujourd'hui – qu'il est resté longtemps sans toucher à une goutte d'alcool. Il en était d'ailleurs fier, euphorique même. À chaque nouvelle personne rencontrée, il se présentait en déclarant : « Je suis alcoolique » ou « Je suis monsieur X, alcoolique... » Et moi je lui disais, mi-figue, mi-raisin : « As-tu vraiment besoin de raconter ça à tout le monde ? Les gens ne sont pas gentils, tu le sais... Est-ce utile ? »

*

Petit à petit, hélas, le piège s'est mis à refermer ses mâchoires. Nous nous étions installés en 1982 à Porquerolles où nous avions acheté la maison de nos rêves. La première de notre vie. Porquerolles est une merveilleuse petite île où, l'été, le rosé coule à flots. Et quand celui qui va devenir le meilleur ami de votre époux est l'un des trois propriétaires récoltants de la région et qu'il produit un vin délicieux, inutile de vous faire un dessin.

Cette maison à moitié en ruine, nous l'avons retapée avec amour et elle était toujours pleine d'amis. Alors, de fil en aiguille, avec un petit verre par-ci, puis un autre par-là, lesquels semble-t-il ne lui faisaient pas grand mal, il a flanché et s'est mis à en consommer un peu plus. Jusqu'au jour où il s'est retrouvé nez à nez avec son intoxication.

Je dois admettre que la violence d'autrefois avait disparu. Cet alcoolisme à peu près maîtrisé s'accompagnait de petites rechutes nécessitant deux ou trois jours dans une clinique discrète située sur le continent, pas trop loin de chez nous, mais le voir à nouveau sombrer me portait sur les nerfs. Car il me fallait réécouter les palabres interminables, toujours les mêmes à peu de chose près. Or je n'avais plus de patience. Ces logorrhées m'énervaient tellement que, par moments, je refilais mon cher et tendre à qui voulait bien l'écouter. Certes, il y avait toujours des oreilles amicales et compatissantes plus fraîches, plus patientes que les miennes, mais rapidement, malgré leur affection, elles en avaient marre elles aussi.

*

Évidemment, comme l'alcool n'est pas innocent, sa santé en a pris un coup. Comme en plus il fumait beaucoup trop – et depuis ses treize ans –, son organisme a fini par se détraquer.

Car si, depuis toujours en périodes de sobriété, il buvait des litres de café et de Coca-Cola light, il fumait aussi ses deux paquets de cigarettes sans filtre par jour.

« On ne peut pas tout arrêter d'un coup », répondait-il quand j'attirais son attention là-dessus !

Et lorsque son médecin traitant lui disait : « Vous savez, il faudrait vraiment arrêter de fumer ! Vos artères sont en train de se boucher ! Votre cœur... C'est grave, si vous ne faites rien... », il se contentait de répondre : « Oui, oui, vous avez raison, docteur... » Une vraie mule faisant la sourde oreille.

Mais un jour, suite à des examens poussés liés à ses artères, nous avons découvert qu'il avait hérité de l'angine de poitrine de son grand-père. Cette angine de poitrine que son propre père redoutait au point d'être persuadé de mourir à quarante ans, c'était lui qui en était atteint. La révélation n'a pas arrangé les choses et, bien qu'il l'ait dissimulé de son mieux, je sais que ce fut pour lui un grand choc.

*

Des amis de passage m'ont parlé un jour du service d'alcoologie de l'hôpital de Saint-Cloud et d'une femme qui obtenait des résultats durables, voire définitifs. Le docteur Isabelle Sokolow. Le médecin dont on m'avait vanté les qualités en 1979 ! Vingt ans plus tôt ! Et si je ne me souviens pas de notre rencontre au théâtre, je me rappelle très bien mes démarches pour l'atteindre.

Si je m'étais procuré son numéro de téléphone, il m'a fallu plusieurs appels pour arriver à l'obtenir. On me faisait attendre interminablement, « le docteur est très occupé ». J'ai fini par l'avoir au bout du fil et lui ai exposé mon problème, mes souhaits, mon désir : à la prochaine rechute, qu'elle accepte mon cher et tendre dans son service. Je souhaitais qu'elle le prenne en main. Qu'elle l'aide à se sortir une fois pour toutes des bras de ce putain d'alcool qui empoisonnait notre vie depuis tant d'années. Je parlais, je parlais, j'expliquais du mieux que je pouvais. Elle m'a écoutée sagement avant de m'annoncer d'une voix sympathique, chaleureuse, très claire, une voix de jeune fille – je me souviens de m'être demandé quel âge elle pouvait bien avoir – qu'elle partait en vacances. Bien qu'elle ait dit : « Rappelez-moi, surtout. Je serais heureuse de vous aider. Je rentre dans un mois... », ma déception fut grande. Une douche froide sur mon espoir.

Après l'avoir remerciée, j'ai raccroché, désappointée. J'aurais souhaité qu'elle me dise : « Venez vite... » tout en comprenant parfaitement qu'elle prenne des vacances, devant en avoir sacrément besoin si elle soignait une vingtaine de malades comme le mien !

Mais, d'un coup, je me sentis découragée. J'avais l'impression qu'une nouvelle porte se fermait, que je n'aurais d'aide à attendre de personne.

Nous étions à la fin du mois d'août 1999, l'année fatidique.

*

Je n'ai pas rappelé Isabelle Sokolow parce que en septembre tout allait bien. Mon époux était sobre et, en octobre, nous devions partir au Japon, pays que je lui avais fait découvrir et que j'aime tant. Qui aurait pu penser que ce voyage, en compagnie de Lionel Chouchan et de sa superbe femme, serait notre dernier, ensemble ?

Nos amis japonais nous reçurent royalement – comme à l'accoutumée. Dans un somptueux palace, nous bénéficiions d'une suite qui devait faire cent quarante mètres carrés, avec quatre télévisions, deux salons et, pour notre malheur, trois minibars trop bien garnis ! Mon mari a résisté deux jours mais, le troisième, un désastre. Il a tout vidé. Les trois. En deux heures. Pendant que j'étais descendue me faire laver les cheveux.

À mon retour, je l'ai trouvé dans un état indescriptible, totalement dévasté. Je me souviens, gagnée par une rage noire, de m'être saisie de ma caméra et de l'avoir filmé, avec son ventre devenu énorme. Je hurlais : « Je veux que tu voies dans quel état tu te mets... Je voudrais que tu meures de honte... » Mais à ce moment-là, je pouvais bien tempêter, m'indigner, mes cris et ma fureur n'atteignaient plus son cerveau.

Ce soir-là, j'ai prétexté n'importe quelle excuse pour ne pas sortir. Un violent mal de tête ou quelque chose du genre. Lui s'est couché sans trop rechigner. J'étais humiliée, consternée vis-à-vis des gens qui nous recevaient si bien, espérant de tout mon cœur que sa débandade ne serait pas trop visible le lendemain. Je n'avais plus qu'une idée : m'en aller au plus vite, rentrer à la maison.

Le personnel de l'hôtel, zélé, regarnissait les minibars dès que nous sortions !

*

Je préfère ne pas raconter le retour en France. Ça ne sert à rien. Quoi qu'il en soit, le 22 octobre, mon tendre époux – que j'avais, après avoir appelé les médecins ayant fait le nécessaire, laissé à Paris se remettre de ses excès et qui devait me rejoindre à Porquerolles – est tombé à la renverse dans un escalier de notre maison parisienne. Malaise ? Vertige ? Perte d'équilibre ? Accident cardiaque ? Nous ne le saurons jamais. Et à quoi bon.

J'avais demandé à son fils d'aller le chercher pour l'accompagner à la gare, et le mettre dans le train. Au matin, comme mon mari ne répondait pas au téléphone, ses enfants sont entrés chez nous et l'ont trouvé au sol, dans le coma. Prévenue, j'ai sauté dans le premier avion. Lorsque je suis arrivée à l'hôpital, il était trop tard. Je l'ai lu instantanément dans les yeux du médecin qui m'a reçue. On m'a conduite dans une chambre et j'ai vu l'homme que j'aimais, étendu sur un lit, le visage tuméfié, d'immenses cernes violet foncé sous les yeux. Il respirait, mais je ne sais s'il a senti ma présence, pu me reconnaître ou entendre les mots d'amour que je bégayais entre deux sanglots désespérés. C'est un souvenir terrible. Affreux. Si affreux que j'en fais encore des cauchemars alors que dix ans se sont écoulés. Durant les heures, les jours qui ont suivi, les funérailles, la crémation..., je flottais dans un coton épais, opaque. Je ne me rappelle rien sauf du brouillard ouaté qui m'enveloppait. Le jour de la crémation au Père-Lachaise, j'ai serré des quantités de mains compatissantes. Les mains de qui ? Et moi, qui étais-je ?

Je ne m'en souviens plus. Je parlais, je mangeais, je répondais au téléphone. Je ne dormais pas, ou si peu. J'étais terrifiée, me sentais désespérément seule. Je l'étais, d'ailleurs. Autour de moi, il n'y avait presque personne, juste mes animaux chéris et la musique, ma compagne de toujours, que j'écoutais jour et nuit.

Ma meilleure amie est venue quelque temps.

*

C'est durant cette période noire qu'Isabelle Sokolow m'a téléphoné. Avec tant de gentillesse, de compassion, de chaleur humaine que sa voix douce m'a fait du bien. Je me le rappelle encore comme d'une tache de lumière.

Un an plus tard peut-être – c'est à cette époque que j'ai perdu la notion du temps –, j'ai refait du théâtre. *Beckett* de Jean Anouilh, en tournée. Je souffrais de crises de tachycardie, d'angoisse, j'avalais des médicaments pour dormir, mais mon ami fidèle Didier Long, metteur en scène de la pièce, avait voulu me forcer à bouger, à ne pas rester prostrée, à faire l'effort de travailler, d'apprendre un texte. Et il avait raison. J'ai commencé à me sentir un petit peu mieux, un tout petit peu.

*

À la même période, Mireille Dumas, une journaliste pour qui j'éprouve de la sympathie, m'a appelée. Elle voulait que je participe à une émission sur l'alcool et le couple. J'ai répondu oui et instantanément pensé à appeler Isabelle Sokolow afin qu'elle m'aide à préparer l'intervention. Elle a tout de suite accepté.

Enfin, après tant d'années, nous allions nous rencontrer. Nous sommes convenues d'un dîner. Je me souviens encore du petit bistrot de la rue du Faubourg-Saint-Honoré où je suis arrivée la première. En attendant, un peu angoissée, j'essayais d'imaginer sa tête. Allions-nous avoir un contact aussi fort qu'au téléphone ? Et je l'ai vue arriver – petite, fine, élégante, sympathique, ouverte –, avec un sourire chaleureux et, surtout, sa voix sensible et compatissante. Blonde, des cheveux courts. Plus jeune que je ne le pensais. Quarante ? Le contact a été immédiat. Très vite, nous avons été détendues et moi, en confiance. Nous avons parlé jusque tard dans la nuit. Le restaurant attendait notre départ avec une certaine impatience, alors nous avons échangé nos adresses respectives et nous sommes quittées satisfaites l'une de l'autre.

Mireille Dumas, le jour du tournage, a dû changer son thème. C'est devenu une émission sur le couple et non sur le problème de l'alcoolisme. Déçue d'avoir dérangé Isabelle, je l'ai appelée pour m'excuser puis lui ai écrit longuement. Il y avait tant de choses que j'avais besoin de savoir. Qui me rongeaient.

Et elle m'a répondu.

Chapitre 2

Lettres d'un cataclysme de l'organisme

« Chère Mylène,

Tu m'as demandé, entre autres, de t'expliquer les dégâts de l'alcool sur l'organisme.

Mon expérience auprès des patients alcooliques me montre que la peur des complications médicales les protège rarement de la consommation excessive. Vois-tu, la maladie alcoolique n'est pas une maladie raisonnable, mais une maladie émotionnelle.

Cependant tu as raison, il est intéressant pour ceux qui vivent à côté d'un malade – et même nécessaire pour mieux comprendre – de relater le voyage de l'alcool dans le corps humain, de l'imaginer traversant les différents organes afin d'appréhender les lésions, les accidents qu'il provoque sur son passage, jusqu'à ce que, parfois, "mort s'ensuive".

Voici donc le trajet de l'alcool, substance "magique", substance "toxique".

L'alcool avalé apporte une sensation de chaleur et de plaisir dans la bouche ; il excite les papilles gustatives, coule dans le pharynx, entre dans l'œsophage, arrive ensuite à l'estomac sans être digéré comme les autres aliments, glisse dans le duodénum puis l'intestin grêle toujours intact ; après, il traverse les parois de l'intestin grêle pour rejoindre la veine porte et, enfin, le foie, seul organe à posséder les enzymes nécessaires pour le transformer.

Après avoir traversé le foie, l'alcool non digéré repart dans la circulation sanguine et dans la veine cave supérieure avant d'atteindre le cœur droit puis l'artère pulmonaire, les poumons. Ce qui explique l'odeur de l'haleine et la possibilité de doser la quantité d'alcool ingéré, comme par l'Alcootest. L'alcool se divise dans le cœur gauche, passe par l'aorte pour être envoyé dans toutes les artères et tous les organes du corps humain, en particulier le cerveau.

5 à 10 % de l'alcool est éliminé par les reins dans l'urine, la sueur, le lait maternel ainsi que par les poumons dans l'air expiré.

Toutes les sphères du corps sont cependant touchées par l'alcool, surtout l'appareil digestif et le système neurologique.

Nous pouvons comparer son action à celle d'un phénomène cataclysmique comme une espèce de tsunami qui entraîne une dévastation surprenante et variable sur son passage. L'alcool attaque différemment les individus suivant leur fragilité physique et psychologique. Associé au tabac, il est souvent responsable de l'apparition de cancers au niveau de la sphère ORL (cancers du larynx, des cordes vocales) et de la sphère digestive supérieure (cancers de la bouche, du pharynx, de l'œsophage).

En traversant l'œsophage, puis l'estomac, il entraîne des reflux gastro-œsophagiques et des gastrites hémorragiques.

Quand il atteint le duodénum, puis l'intestin grêle, il abîme toutes les parois en diminuant la hauteur des villosités.

La transformation de l'alcool s'effectue principalement dans cette "usine" qu'est le foie (à 90 %). Cependant, ce dernier n'est pas capable de brûler l'alcool en un seul passage : il lui faut à peu près douze heures pour un litre de vin ou un quart de litre de whisky.

Le foie est donc exténué par le travail que lui demande un buveur excessif ou un malade alcoolique. Il souffre, mais ne s'exprime pas. "Mon foie, connais pas", dit le malade alcoolique. En fait, le foie grossit car il se charge de graisse, les cellules hépatiques ne pouvant brûler tous les nutriments (graisse, sucre) plus l'alcool (pensons au foie gras).

Si la consommation d'alcool perdure, l'inflammation puis la fibrose apparaissent. Certaines cellules hépatiques meurent, étouffées par cette fibrose et la stéatose (graisse). On parle alors de cirrhose.

Dans ce cas, le foie devient dur et le sang qui vient de la veine porte a du mal à franchir le barrage. L'eau qui est dans le sang reflue en arrière pour se loger entre les deux feuillets du péritoine. On parle alors d'ascite. Le patient a un ventre énorme et il faudra souvent le ponctionner pour le soulager.

L'évolution est variable ; si le malade accepte d'être totalement abstinent, il pourra récupérer et retrouver un foie, certes fragile, mais fonctionnel. En revanche, s'il persiste dans sa consommation d'alcool, les risques principaux sont les hémorragies digestives, les encéphalopathies hépatiques et les cancers du foie.

La cirrhose est directement responsable d'environ neuf mille décès par an.

L'alcool s'attaque aussi au pancréas, organe indispensable à la vie. Une absorption massive peut déclencher une nécrose aiguë du pancréas, appelée pancréatite aiguë, maladie très douloureuse et souvent mortelle.

Le diabète insulinodépendant est une des complications fréquentes de la pancréatite.

Les ravages de l'alcool ne s'arrêtent évidemment pas là : il poursuit en effet son périple pour atteindre le cerveau et, après plusieurs années de consommation intensive, finit par entraîner des catastrophes pour celui ou celle qui refuse de se soigner. L'alcool suscite une dégénérescence du cerveau et, parfois, la disparition de cellules cérébrales. Les troubles les plus fréquents sont les difficultés de mémorisation, en particulier de faits récents.

D'autres complications neurologiques peuvent encore apparaître. Le manque de vitamines B nécessaires à la formation de la gaine myéline qui protège les neurones, cellules du système nerveux, n'est ainsi pas sans dégâts.

Les maladies les plus fréquentes dues à ces effets sont notamment la polynévrite alcoolique et la névrite optique rétrobulbaire.

La première est une atteinte bilatérale et symétrique des nerfs sensitifs et moteurs de la loge antéro-externe de la jambe. Le patient se plaint alors de douleurs, de crampes et de difficultés à la marche.

La seconde est une atteinte des nerfs optiques avec un sérieux risque de devenir aveugle.

Le cœur, les os et la peau sont également fragilisés par une consommation exagérée d'alcool (hypertension, ostéoporose, fractures, vieillissement précoce).

Hélas, la liste des méfaits de l'alcool est encore longue ! En particulier certaines complications aiguës sont impressionnantes, comme les crises d'épilepsie ou le delirium tremens (rare aujourd'hui parce qu'on sait le soigner).

Tout ça est peut-être un peu compliqué mais c'est ce que tu m'as demandé, n'est-ce pas ?

Je t'embrasse. »

*

« Chère Mylène,

Je sais que ma dernière lettre n'a pas encore répondu à tes autres questions, notamment la définition de la maladie alcoolique, le comment et le pourquoi devient-on alcoolique, la dépendance. Aussi, comme ce sujet sensible et complexe exige de la minutie, voici d'autres explications écrites.

Avant 1848, l'alcoolisme n'existe pas puisqu'il n'a pas de nom ! Cette année-là, le médecin suédois Magnus Huss introduit la notion d'alcoolisme. Que Jellinek dénommera maladie alcoolique en 1939.

Dans les années 1950, le docteur Fouquet définit cette dernière comme une perte de liberté de s'abstenir de boissons alcoolisées.

C'est aussi une maladie particulière puisqu'il s'agit d'une malheureuse bonne rencontre entre une personne et un produit : l'alcool. La personne consomme de façon excessive un produit qu'elle sait nocif, mais avec lequel elle entretient un lien fusionnel. L'alcool lui sert à masquer un manque, un manque indicible qu'elle ne veut et ne peut pas voir, mais qu'elle éprouve quotidiennement.

La raison de l'attachement de la personne alcoolique au produit est inhérente à celle-ci.

Une patiente, Carole, me raconta un jour le "coup de foudre" qu'elle avait ressenti lorsqu'elle a bu son premier grog : l'impression de chaleur, de réconfort, d'évasion après une journée de stress et de culpabilité. Elle était accrochée au piège. Peine d'esclavage : cinq ans.

Une autre, Alexia, m'a parlé, elle, du verre de vin qui lui a ouvert des horizons qu'elle n'imaginait pas : redécouvrir une respiration facile comme si elle avait été sous oxygène, une impression d'être normale, d'exister... Elle était accrochée, prise à son tour au piège. Peine d'esclavage : dix ans.

Cet esclavage entraîne la personne vers une solitude qui l'emmène dans une prison où la seule porte de sortie imaginable est encore la bouteille. J'ai ainsi eu une patiente qui avait la chance d'avoir une maison de trois cents mètres carrés. Durant sa dernière année d'alcoolisme acharné, elle vivait sur six mètres carrés : son lit et la table sur laquelle était posée la bouteille. Il n'y avait même plus de verre. Depuis, elle s'en est sortie.

Existe-t-il des clés donnant les raisons d'une telle maladie ? On pourrait évoquer une "prédisposition génétique à l'alcoolisme". Les statistiques montrent, en effet, que les risques sont cinq fois plus grands pour les personnes dont l'un des parents est alcoolique.

Beaucoup d'enfants maltraités, violentés, ayant subi des relations incestueuses, s'isolent et deviennent une proie facile pour l'alcool. Un de mes patients, Pierre, me racontait qu'il était réveillé en pleine nuit par la ceinture de son père qui claquait sur son dos et qu'adulte il ne pouvait plus s'endormir que "bourré" au whisky.

Curieusement, les enfants "surprotégés" ou trop "gâtés" peuvent être à leur tour des cibles privilégiées de ces addictions. À l'adolescence, les fêtes où l'on "s'éclate" et où se mélangent alcool, cannabis et autres drogues illicites sont responsables d'une dépendance précoce.

Si les premiers crient : “ASSEZ, laissez-moi !”, les seconds disent “ENCORE... toujours plus !”. Et le désastre est au rendez-vous !

La dépendance est un état qui laisse esclave et qui donne le sentiment réel de perdre la faculté de choisir. C'est une perte de maîtrise de soi et, par conséquent, un abandon progressif de la liberté, notre bien le plus précieux.

Elle peut aussi se définir comme l'incapacité à maîtriser sa consommation, que ce soit de façon chronique ou épisodique. Dans la recherche d'un plaisir ou le souci d'éviter un mal-être, le patient ressent un besoin irrépressible de boire de l'alcool.

La dépendance physique vient après la dépendance psychique, quelques semaines et, parfois, quelques années plus tard.

Quand il y a dépendance physique, l'arrêt d'alcool entraîne un syndrome de manque avec des troubles du type angoisses intenses, tremblements, sueurs, voire cauchemars.

Le dépendant à l'alcool, même s'il essaie de stopper sa consommation, est si mal qu'il se sent obligé de la reprendre afin de soulager momentanément cette souffrance insupportable, psychique ou physique.

Il faut savoir encore que l'alcool est un agent psychotrope qui modifie l'état de conscience du sujet. Les effets à court terme sont bénéfiques :

désinhibant, euphorisant, anesthésiant, anxiolytique. Il réchauffe et anesthésie la douleur, permet l'endormissement, facilite la communication, abolit la timidité, laisse croire qu'il favorise la création artistique. Certains de ceux qui absorbent l'alcool, comme d'autres prennent un médicament, risquent donc de devenir "accros".

Mais les effets positifs s'inversent sur le long terme. Ils disparaissent pour laisser place à l'angoisse, la tristesse et la honte de soi. L'individu s'enferme dans la solitude et devient passif ou exagérément excité.

D'une certaine manière, l'alcool est comme un usurier : dans l'immédiat, il vous rend beaucoup de services, mais ensuite il vous le fait payer très cher.

L'un des paradoxes de l'alcoolique est qu'il va utiliser ce produit pour aller mieux alors qu'il sait pertinemment qu'il sera plus mal par la suite. "Je buvais pour m'endormir mais je me réveillais la nuit avec des angoisses terrifiantes qui m'obligeaient à reboire", me dit-on fréquemment.

Bref, tu vois, le tableau est aussi terrible que terrifiant.

J'espère avoir répondu à tes questions.

Je t'embrasse et à très bientôt,

Isabelle. »

CHAPITRE 3

L'ENGRENAGE

Après avoir décidé de confronter nos expériences, nous nous sommes donc retrouvées souvent, face à face, confortablement installées dans de gros et profonds fauteuils de velours, un magnétophone posé sur la table basse, et nous avons commencé à converser. Une discussion à bâtons rompus pour tenter d'en savoir plus, d'aider aussi. Pour comprendre le processus de dépendance et la maladie. Son émergence et son déroulement.

Mylène Demongeot :

L'homme qui occupe chaque jour mes pensées s'est mis à boire un peu, puis de plus en plus. Au début, il croit, il dit qu'il est simplement déprimé. Parce que la vie n'a pas été tendre pour lui ces derniers mois. Qu'il a subi un échec auquel il n'était pas préparé et qui l'a fait souffrir. Il a soigneusement caché sa blessure derrière le masque de gaieté et de légèreté habituel, mais il se sent mal dans sa peau. Comme il vous aime, à vous il se confesse. Et, ensemble, vous allez consulter un médecin. Lequel prescrit des tranquillisants légers, conseille de boire moins et même pas du tout pendant une période la plus longue possible. Lui dit : « OK. Pas de problème » et il reste sobre cinq jours... Huit jours... Il se sent mieux. Le matin, il se réveille plus frais, plus énergique. Vous êtes contente.

Vous reprenez tous les deux le rythme habituel de la vie quotidienne, assez frénétique et mondaine, et lui, rapidement, reprend les verres de trop !

La dépression durant, il va dormir dans une clinique tenue par un grand ami. Il y reste une huitaine de jours. Un sursaut.

Mais ensuite, peut-être des mois plus tard, s'installe très sournoisement la maladie. Or personne encore ne le sait clairement. Ni lui ni vous. Soudain surgit aussi la violence verbale. Surprenante et inhabituelle. Vous en restez stupéfaite. Les scènes absurdes deviennent fréquentes. Et dans cette période où la responsabilité de l'alcool n'est pas encore reconnue, les reproches pleuvent sans discontinuer : « Je me sens très mal, c'est ta faute, tu ne me comprends pas ; vous ne faites rien pour m'aider, tous ; je suis seul, je souffre. »

À ce moment, il n'est pas encore question pour la personne que vous aimez d'admettre sa dépendance. Et si vous avez le malheur d'évoquer du bout des lèvres que, peut-être, il a un problème qui semble devenir sérieux, ça se passe mal. Soucieuse pour sa santé, vous insistez pour qu'il fasse une prise de sang et aille consulter le médecin. Qui, lui, parle franchement :

— Oui. Il y a un problème d'alcool. Les résultats de la prise de sang ne sont pas bons.

Et votre chéri de ricaner et s'énerver en sortant du cabinet :

— Moi ! Malade ! C'est ridicule ! Je n'ai aucun problème d'alcool ! Je suis simplement fatigué ! Dis plutôt que tu veux te débarrasser de moi, c'est ça, hein ?

Que répondre ? À votre tour, vous vous mettez en colère :

— Je t'en prie, cesse ces stupidités. Arrête de boire, c'est simple. Il suffit de ne pas boire, c'est tout !

— Je peux m'arrêter quand je veux. Tu es idiote.

Etc. etc.

Ces discussions interminables peuvent durer toute la nuit. Car, maintenant, il dort pratiquement toute la journée, se réveille pour boire un verre – ou plutôt une bouteille – puis renouvelle ses récriminations que j'appelle vite du bla-bla insupportable.

Vous, le conjoint, incapable de vous reposer puisqu'il ne vous laisse pas dormir et que vous avez aussi à assurer la vie quotidienne « comme si de rien n'était », vous vous sentez épuisé.

Alors vous retournez voir le médecin pour lui expliquer ce qui arrive et, cette fois, il conseille un sevrage sérieux en clinique. Une proposition très mal perçue lorsque vous la rapportez :

— Sevrage ? Pourquoi ? Je ne suis pas malade ! Tu inventes !

Et la litanie des reproches reprend. Les interminables rabâchages aussi. Vous souffrez puisque vous aimez. Mais vous n'insistez pas. Alors tout continue cahin-caha... Et ça empire.

Le médecin à qui on téléphone conseille :

— Cachez les bouteilles ! Qu'il n'y en ait plus une seule dans la maison !

Ça ne marche pas. Le malade sort s'acheter de quoi boire chez l'épicier du coin.

Le médecin recommande :

— Ne cachez plus les bouteilles ! Laissez faire !

Ça ne marche pas non plus.

Vous essayez toutes sortes de méthodes. La gentillesse. La compréhension. La douceur. La patience. Vous prêtez une oreille compatissante aux problèmes « existentiels » de votre conjoint. Et puis un jour, vous en avez assez ! Vous êtes excédée. Alors vous vous mettez en colère. Vous hurlez votre rage, votre ras-le-bol.

Une attitude qui ne change pas grand-chose non plus. Car rien ne marche. Et tout finit dans les larmes. Les regrets, le remords, le pardon dans les bras l'un de l'autre, les promesses apparaissent, mais c'est provisoire. Sans lendemain.

Isabelle Sokolow :

Ton récit confirme une donnée désormais connue : le fait que tu aies vu un médecin à la place de ton mari ne servait pas à grand-chose. Car ce docteur ne pouvait pas soigner ton mari à travers toi. Il aurait mieux valu te proposer des rencontres conjointes ou une thérapie personnelle.

Dans une période comme celle que tu décris, les Al-Anon – ou d'autres groupes de soutien car il y en a beaucoup[1] – peuvent s'avérer d'un grand secours pour la famille. Il ne faut donc pas hésiter à les rencontrer. Une épouse malheureuse, désespérée, a tout intérêt à aller assister à une réunion. Elle verra qu'elle n'est pas seule.

Mylène Demongeot :

Dans mon cas, ce furent les Al-Anon de Versailles. J'y suis allée sur la pointe des pieds, un peu en hésitant, et j'y ai rencontré des personnes qui vivaient une véritable tragédie, infiniment plus malheureuses que moi qui me croyais la plus malheureuse du monde. J'ai entendu, entre autres témoignages, une femme, mère de trois enfants, obligée d'aller récupérer son mari dans

1. Voir adresses en annexes. On peut lire aussi l'ouvrage de Joseph Kessel sur les A.A.

le caniveau et souvent au poste de police. Tout l'argent destiné à nourrir la famille était bu, elle n'avait rien à manger pour les enfants. La violence, les coups, les hurlements, les insultes, parfois la perte du travail... j'ai découvert la détresse la plus effroyable ! Je suis sortie de la réunion en songeant que je n'avais pas le droit de me plaindre. Ils m'ont aidée à tenir le coup.

Isabelle Sokolow .

Tu vois, ce fut utile. Je conseille aussi aux membres de l'entourage d'assister à des réunions A.A. ouvertes ou à d'autres réunions de groupe afin qu'ils réalisent combien la situation dans laquelle ils se trouvent n'est pas un cas isolé. Mais aussi qu'il s'agit d'une maladie qui se soigne puisque viennent des abstinents heureux de l'être depuis des années.

Dans d'autres réunions A.A., on peut aussi rencontrer des personnes qui ont fait le pas décisif, ce premier pas, le plus pénible, et commencent à s'en sortir. Alors, les écouter parler est formidable, ressemble à une énorme bouffée d'oxygène. Donc, on peut s'en sortir, se dit-on en les écoutant évoquer avec fierté une renaissance. « Oui, c'est difficile, oui, on souffre, mais il est envisageable d'y arriver », tel est le message délivré.

Certains ont un mois d'abstinence, d'autres six, d'autres douze, d'autres beaucoup plus. Et ça fait du bien de le savoir. Certes, il y a parfois des rechutes, mais les groupes d'anciens buveurs vous tendent toujours la main ! C'est une chaîne de solidarité incomparable. Pour les malades comme pour leurs proches.

Pour les rencontrer, il faut simplement avoir envie de s'intéresser au problème. Il n'y a aucune autre obligation ; pour certains groupes, il n'est pas nécessaire de donner son nom, ni de dire qu'on est malade.

Mylène Demongeot :

Bien sûr, mais avant de parvenir à avouer cette impuissance face à l'alcool, il y aura eu les hospitalisations successives qui vous remettent sur pied en quelques semaines, la guérison apparente, le retour à la maison et aux bonnes vieilles habitudes, les amis qui viennent fêter votre guérison et qui arrivent avec... une bonne bouteille de champagne ! Je ne plaisante pas, je l'ai vécu. Et ça, c'est la rechute assurée.

Mon époux m'a dit, dans un moment de grande lucidité :

— Si, un jour, ça devait t'arriver à toi aussi, écoute-moi bien... Si, un matin, tu te réveilles et que tu te sens mal, atrocement, que tu as des nausées, et qu'après avoir réussi à te lever tu vomis, et qu'après avoir avalé toutes sortes de médicaments (pour le foie, la vésicule biliaire, le mal de tête, plus des vitamines, de l'aspirine, un tranquillisant, n'importe quoi qui te tombe sous la main pour tenter de te remettre en place, de te sentir un peu moins mal) tu ne vas pas mieux, c'est un signal d'alerte. Si, quand tu te brosses les dents, tes mains tremblent tellement qu'il te faut impérativement un verre d'alcool, n'importe lequel et le plus fort possible, pour commencer à seulement essayer d'assumer ta journée, te confronter au regard des autres, c'est que rien ne va plus. Et si tu as horriblement mal aux jambes, que tu te trouves répugnant en te regardant dans un miroir, que la balance montre que tu as encore grossi, ce jour-là tu peux considérer qu'il est temps d'admettre que tu es réellement malade. Tu ne peux plus nier. Tu es devenu alcoolique et il est temps de te soigner s'il n'est pas déjà trop tard. Mais, mon amour, tout ça, cette horreur, ce cauchemar, je ne te le souhaite pas. C'est affreux !

Quel long chemin il lui a fallu parcourir avant d'arriver à formuler ce constat amer ! Et que de souffrances...

En songeant à ces propos, une image me revient : une photo de Steve McQueen devenu alcoolique et quasiment obèse, dépassant allégrement les cent kilos. Sa déchéance était insupportable à regarder, lui qui était si beau avant. En est-il mort, de l'alcool ? En a-t-il guéri ? Je ne m'en souviens plus. Je crois bien qu'il en est mort.

Isabelle Sokolow :

Je ne sais pas. Et ton mari, a-t-il grossi lui aussi ?

Mylène Demongeot :

Pendant une période, il a pesé jusqu'à cent cinq kilos ! Comme Steve Mac Queen à qui, vers trente-cinq ans, il ressemblait tant. Un jour, alors que nous étions de passage à Los Angeles et en visite aux studios Paramount, en le voyant à l'entrée, le gardien est devenu tout blanc, comme s'il avait croisé un fantôme. Il a balbutié : « C'est *too much*, j'ai cru que Steve était revenu ! »

Isabelle Sokolow :

Y a-t-il un moment de son parcours de malade qui t'a plus marquée que les autres ?

Mylène Demongeot :

Je me rappelle avoir un jour suivi, entre autres, les conseils d'un médecin réputé, spécialiste des problèmes d'alcool. Il m'avait dit : « Enlevez tout l'alcool de la maison. Qu'il n'y ait plus rien. » Et j'ai obéi.

Résultat : quand, dans la nuit, mon bien-aimé a cherché quelque chose à boire dans la maison, il était comme un fou, hurlait de rage, me traitait de tous les noms d'oiseaux. Il a fini par trouver, sous l'évier, une vieille bouteille à l'étiquette délavée où était écrit : Rhum. Et il s'en est pris une grosse lampée. Mais c'était de l'eau de Javel. Fortement diluée, heureusement... J'ai eu la peur de ma vie. Lui aussi. J'ai vite appelé le Centre antipoison qui m'a conseillé de l'aider à vomir. Ce que nous avons fait. J'ai alors renoncé à l'idée de ne pas avoir d'alcool chez nous. Tant pis pour le médecin. Trop risqué.

Isabelle Sokolow :

Ça prouve aussi quelque chose : il tenait à la vie.

Mylène Demongeot :

J'ai toujours été frappée de constater que les personnes malades, incapables – sur le moment – de se prendre en charge, sont terrifiées par l'idée de la mort mais vous disent : « Je m'en fiche complètement. Qu'est-ce que tu veux que ça me fasse ! » Des paroles sans fondement puisqu'on peut lire dans leurs yeux une vraie panique dès qu'apparaît le moindre malaise. Alors vous appelez – une fois de plus – le médecin. Qui arrive, compatissant, mais souvent aussi désarmé que vous. Une piqûre calmante, une auscultation, un électrocardiogramme, une façon de parler rassurante, des conseils, toujours les mêmes, du genre : « Il faudrait, mon cher ami, maintenant, commencer à vous soigner sérieusement, vous savez... » Et là, bien que sachant pertinemment que la mort peut attendre au bout du chemin, se croyant plus fort que tous, ne se sentant pas vraiment en danger, il répond : « Pour moi, c'est pas pareil ! »

Le pire, c'est que le malade, déjà rassuré par la présence du praticien, se sent mieux parce que la mort s'éloigne. Et il peut recommencer. Et tout recommence.

Isabelle Sokolow :

C'est le cercle vicieux et la certitude d'être plus résistant que les autres.

Mylène Demongeot :

J'ai remarqué qu'il y avait aussi beaucoup d'orgueil. « Moi, je gère. Il ne m'arrivera rien ! Je suis le plus fort. Je sais ce que je fais. Jusqu'où je peux aller ! » Comme un défi à Dieu, à une puissance supérieure ou à soi-même. « Je fais ce que je veux avec mon corps. C'est moi qui commande ! Qui lui donne des ordres. »

Mais quelle erreur.

Isabelle Sokolow :

Oui, une dramatique erreur !

Chapitre 4

Est-il possible de se rétablir ?

Mylène Demongeot :

Récemment, tu m'as dit : « Il faut trois jours pour sevrer quelqu'un... »

Isabelle Sokolow :

Oui. Mais trois années, et peut-être davantage, pour considérer quelqu'un comme sauvé... et, qui sait, remis sur pied. Je le répète souvent, il est possible de s'en sortir, de se rétablir de cette maladie. Et j'en ai l'expérience.

Vous, les proches, ne désespérez pas, même si certains jours difficiles vous avez envie de baisser les bras, de laisser couler, de vous dire : « À quoi bon, puisque ça ne changera jamais. »

Arrêter de boire est le moins difficile. Demeurer abstinent exige beaucoup de courage, de ténacité et d'enthousiasme. C'est après la désintoxication, après le sevrage, que le travail doit commencer. Pour le malade comme pour sa famille.

Mylène Demongeot :

Comme je regrette de ne pas l'avoir su lorsqu'il était encore temps pour nous deux. Personne ne nous a jamais conseillé d'entamer une thérapie ensemble. C'est trop triste !

Cela prouve en tout cas que, depuis cette époque, certains progrès ont été accomplis dans la compréhension de la maladie.

Isabelle Sokolow :

Oui. Aujourd'hui, si on propose d'aider le patient, il est tout aussi important d'aider et de faire participer son entourage.

Mylène Demongeot :

Ce qui n'est pas une mince affaire. Ainsi, dans mon cas si je puis dire, j'ai constaté que la plupart des gens – la famille, les proches, les amis – cherchent à cacher ce problème qui, au fond, leur fait honte. Beaucoup ne veulent pas, ne peuvent pas, n'arrivent pas à admettre qu'il s'agit d'une véritable maladie et non d'une tare, d'un vice, d'une faiblesse déplorable qui tend à attirer le mépris !

J'ai aussi ressenti l'angoisse des enfants de la personne malade qui, comprenant que « quelque chose ne va pas », ne voient rien parce que autour d'eux on ne leur dit rien en croyant les protéger. Or ce comportement a des conséquences dramatiques dans leurs études comme dans leur vie. Ils peuvent se sentir exclus, inutiles et sont incapables d'aborder le sujet.

Isabelle Sokolow :

Ce sentiment de honte, fréquent dans la famille proche et les amis, empêche de rechercher de l'aide. Une aide pourtant précieuse et essentielle parce qu'elle permet d'aborder le problème de façon différente. Demander du secours montre qu'on n'est plus seul, incite à ne pas se sentir coupable et désespéré, invite à envisager des ouvertures inattendues.

Mylène Demongeot :

À leur décharge, il faut bien admettre que les familles souffrent beaucoup de ce drame dans notre société conformiste et intolérante.

Autour de moi, j'ai connu d'autres personnes atteintes. Plus d'hommes que de femmes. Deux de nos amis en sont morts. Et je pense à l'un, en particulier, que nous adorions et qui a terminé sa vie sur un lit d'hôpital dans des douleurs abominables. Or la souffrance, on oublie d'en parler avec franchise, crûment. Et cet ami est mort à Bombay, se vidant de son sang par tous les orifices de son corps : nez, yeux, oreilles et le reste. Il avait à peine cinquante ans.

Isabelle Sokolow :

À mon sens, il s'agit d'une hémorragie interne provoquée par une hyperpression au niveau des veines et une fragilité au niveau des vaisseaux sanguins ; ça suscite une fissure et le sang jaillit par où il peut. La coagulation normale, qui pourrait aider à l'arrêt d'une hémorragie, ne se fait plus à cause de l'alcoolisme. Pour revenir à ta remarque, nous nous apercevons qu'entre le moment où la dépendance s'installe et la fin tragique, la dégringolade prend des formes différentes : elle peut être rapide ou très longue, pénible et douloureuse pour le malade, mais également pour ses proches.

Mylène Demongeot :

Certains choisissent la fuite et je peux parfaitement les comprendre. Partir pendant qu'il est encore temps. Ma vie contre la sienne.

Moi, j'ai décidé de lutter simplement parce que je l'aimais, qu'il était l'homme de ma vie. Et que j'étais la femme de sa vie. J'ai, un jour, réalisé qu'il était tout pour moi : mon amant, mon mari et... mon enfant aussi ! J'ai pourtant fait un petit calcul : sur trente-cinq années d'existence commune, j'en ai passé quinze avec un conjoint alcoolique. Si, à partir du moment où ça a commencé, autrement dit trois ans après notre rencontre, on enlève les périodes de rémission, on aboutit à dix ans, sinon plus, vraiment difficiles. Mais je ne me plains pas, c'était mon choix.

Isabelle Sokolow :

Vous vous entendiez bien ?

Est-il possible de se rétablir ?

Mylène Demongeot :

Oui, merveilleusement et sur tous les plans. Sauf un. Son amour de la fête !

Il avait un besoin intense d'être aimé et entouré. Quand je décortique ce sujet aujourd'hui, je réalise qu'il fut un enfant gâté. Sa mère, qui ne pouvait rien lui refuser, satisfaisait tous ses caprices. Alors quand il est entré dans la vraie vie, quand certains n'ont pas été d'accord avec lui, l'ont critiqué ou même démoli, il n'a pas compris. Il n'était pas armé.

Il avait un besoin viscéral de sa bande. Déjà sur deux petits films tournés par sa mère, on le voit à l'âge de treize ans, avec une bande de petits mecs qui roulaient des hanches, blouson de cuir, banane brillantinée à la Elvis Presley et cigarette au bec. Ensuite, adolescent à Cannes, il avait toujours sa bande. La bande du « petit Carlton », de joyeux drilles fous de moto et de pêche sous-marine... Or moi qui vivais une vie tumultueuse et brillante depuis l'âge de dix-sept ans en étant toujours entourée, je ne désirais qu'une chose : être avec lui...

Lorsque nous étions seuls tous les deux, c'était exquis. On riait comme des fous et cette joie, cette plénitude, je n'avais envie de les partager avec personne. Contrairement à lui qui voulait que tout le monde participe à notre bonheur. Alors, de deux nous nous retrouvions vite à quinze.

Sobre, mon grand cow-boy si beau aux larges épaules et aux hanches étroites était un homme délicieux, gai, généreux, amoureux, tendre, enfantin et... fragile. Certainement immature puisque tu dis toujours que la plupart des alcooliques sont immatures et que cela fait partie de leur charme. Un héros de western, mais un colosse aux pieds d'argile ! Un doux poète, assurait son père. Et quand il est passé de l'excès à la dépendance, puis de la dépendance à la maladie, je me suis battue à ses côtés. Avec lui.

Isabelle Sokolow :

Se battre à ses côtés, oui, bien sûr. Mais pas à sa place. Agir à sa place était utopique, parce que inefficace.

Mylène Demongeot :

Je voulais tellement pour lui, pour son travail, pour sa famille, que la maison tienne debout. Je me disais qu'à deux nous serions plus forts et armés contre cette putain de saloperie.

Isabelle Sokolow :

J'imagine facilement ta volonté de vouloir garder une famille intacte mais peut-être ce désir l'empêchait-il de se sentir maître du jeu et du couple ! Car celui qui est atteint de la maladie alcoolique est le seul à détenir le pouvoir de se soigner. C'est *son* histoire.

Mylène Demongeot :

Je l'ai compris, mais trop tard. Je voudrais aujourd'hui, justement, avec toi, transmettre et faire comprendre à ceux qui nous lisent le difficile constat que j'ai fait : malgré notre bonne volonté, notre amour, on ne peut jamais empêcher une personne de se détruire.

Isabelle Sokolow :

J'ajouterais : si tel est son chemin dans sa profonde solitude.

Le malade alcoolique est obligé de franchir des épreuves. J'ai fini par conclure à l'existence d'un aspect assez mythologique dans cette pathologie. Ce n'est pas une atteinte classique où tu es obligé de supporter, de souffrir, d'être opéré ou d'attendre que la douleur passe : là, le malade alcoolique est contraint de vivre avec son problème d'alcool parce qu'il adore l'effet de l'alcool. C'est une maladie du comportement, une maladie mentale, pas une maladie physique au départ.

Mylène Demongeot :

Pendant la période de rémission qui suit un sevrage, vous voyez sous vos yeux – enchantés et presque incrédules – réapparaître l'homme que vous aimez. Et on le déguste comme une récompense dans le combat contre l'« ennemi ». Mais cette petite lune de miel, cette « pause » magique qui redonne de l'espoir, se révèle souvent de courte durée, comme si elle accordait juste le temps de souffler un peu. Et, à cause, par exemple, d'une fête, réclamée par votre bien-aimé, d'un verre, offert par un bon copain, vous voilà tous deux en train de rebasculer dans le cycle infernal du Docteur Jekyll et Mister Hyde. À mon humble avis, on n'a jamais mieux écrit sur la personnalité alcoolique que ce livre.

Mon chéri m'a dit, dans un autre jour de grande lucidité :

— Lorsque je ne suis pas bien, j'ai la sensation d'être enfermé dans une gangue qui m'étouffe, m'empêche de sortir ; je tourne en rond et je suis incapable de trouver la porte qui m'ouvrirait la voie de la liberté.

Isabelle, comment arriver à rompre ce cycle infernal, cette perte totale de son propre contrôle ?

Isabelle Sokolow :

Il n'est pas possible de savoir comment le briser mais on doit garder à l'esprit que beaucoup y parviennent. Depuis trente ans que j'exerce mon métier, je me pose toujours les mêmes questions : « Pourquoi est-il devenu alcoolique ? » et « Pourquoi s'est-il arrêté ? »

La seule personne qui s'extrait du piège, c'est celle qui, après avoir touché le fond, être allée au bout de sa souffrance, décide de prendre son problème à bras-le-corps, se dit « stop » et accepte d'entamer l'effort de s'assumer.

Je parle, bien sûr, de l'individu qui, un jour – et pourquoi ce jour-là plutôt qu'un autre ? –, réalise enfin qu'il est malade et pense : « Ça suffit ! J'en ai assez ! Aidez-moi, docteur, à me débarrasser de cette saloperie ! J'en ai marre d'en avoir marre. »

Le travail de rétablissement ne peut débuter que si le patient reconnaît sa maladie, admet son impuissance devant l'alcool et convient, avec humilité, que l'alcool est le plus fort.

À la différence des autres pathologies, ici c'est le malade qui joue le chef d'orchestre de sa renaissance. Nous, l'entourage et les soignants, nous observons son rythme, son cheminement.

Chapitre 5

La peur des autres et du lendemain

Mylène Demongeot :

Si, comme moi, on a vécu ou vit encore à côté d'une personne atteinte par cette maladie, on ne sait que trop ce qu'est la peur. L'angoisse qui vous envahit chaque matin, une appréhension mêlée d'inquiétude aussi pour la santé de l'être aimé que vous voyez se détériorer. Vous redoutez les réveils parce que chaque nouvelle journée sera pénible et que lui, votre moitié, cette seconde partie de vous-même, celui que vous adorez, devra boire pour ne pas trop souffrir. Parfois d'ailleurs, il refuse purement et simplement de se lever. De se laver aussi. Son estomac gonflé et douloureux est calmé seulement par de l'alcool ; il a de la tension, de la fièvre, n'a plus faim du tout. Le corps se fâche et une autre frayeur nous atteint : et s'il mourait ?

Dans la vie quotidienne, d'autres signes ne trompent pas : il y a les draps pleins de trous, brûlés par des cigarettes allumées et oubliées, la maison triste aux volets fermés, les rideaux tirés... Autant de preuves d'un enfermement, d'une prison aux parois liquides qu'aucune clef autre que celle qu'il détient en lui ne peut ouvrir. Or il est pénible de toucher et même d'approcher quelqu'un qui se trouve dans une période très alcoolisée. Même si vous l'adorez. Car il se dégage de son corps, par tous les pores de la peau, une sueur malsaine, une odeur plus que désagréable. Qui crée du dégoût, suscite de la répulsion. De fait, dans les salles de bains de toutes les personnes atteintes que j'ai connues, je me souviens d'avoir vu des litres d'eau de toilette ou d'*after-shave*. Qu'elles déversaient sur leurs cheveux, leur peau, leurs vêtements afin de tenter, maladroitement, de masquer ce relent rance. Et les enfants, plus sensibles que les autres, ont du mal à cacher leur répugnance quand il s'agit de venir « faire un bisou ».

Isabelle Sokolow :

En revanche, pendant la période heureuse, il y a ce que presque tout le monde connaît : le plaisir de boire. Un bon vin, un bon champagne, ouvrir une bonne bouteille avec des amis, partager la convivialité, la fête, le fait de se sentir bien dans sa peau, la plus grande facilité de communication avec les autres, la perte des inhibitions, l'oubli de sa timidité sont des instants agréables. Aller jusqu'à s'étourdir, s'enivrer un peu ne me paraît pas répréhensible si on possède la force de ne pas passer de l'autre côté. Prendre des cuites à répétition, comme le font les très jeunes de plus en plus, me semble en revanche particulièrement grave et intrigant.

Mylène Demongeot :

Ça ne date pas d'hier pourtant. Je me souviens d'avoir, à dix-sept ans, un soir dans un restaurant de la rue Saint-Benoît où j'étais avec une bande de copains apprentis acteurs, participé à un concours d'aquavit, cet alcool blanc, très fort, qu'on avale comme de la vodka, bien glacé dans de petits verres. C'était déjà celui qui boirait le plus qui gagnerait. Gagner quoi, rien ! Le respect des autres, peut-être. Eh bien, j'ai remporté ce concours en ingurgitant dix-sept verres dans la soirée. Comme mon âge, un par année. J'étais même très fière de moi ! Alors que mes potes dégueulaient dans le ruisseau. Quelle imbécile ! Le pire, c'est que, le lendemain matin, je n'ai même pas été nauséeuse. Peut-être n'est-on pas malade quand on a dix-sept ans ! Il réside là, le piège.

Isabelle Sokolow :

En vérité, beaucoup ressentent une injustice face à l'alcool parce que personne ne réagit de la même façon.

Mylène Demongeot :

« La vie est injuste », me disait mon bonhomme, de l'amertume dans la voix ! « Pourquoi les autres peuvent-ils boire et pas moi ? » ronchonnait-il, ajoutant : « Pourquoi est-ce que moi, tout à coup, j'ai basculé dans la dépendance ? » Que pouvais-je lui répondre sinon : « Oui, la vie est injuste » ?

D'autant plus injuste qu'au départ il ne buvait pas tellement. Je dirai plutôt qu'il buvait seulement un peu plus que nous tous. Et encore. Par contre, il fumait ses deux paquets de cigarettes par jour. Des brunes très fortes depuis son adolescence... Après avoir discuté avec des médecins, il a fini par être persuadé que quelque chose s'était détraqué dans son métabolisme, ce qui expliquait sa dépendance, sa bascule...

Isabelle Sokolow :

Tu parles de « bascule » et ce terme me paraît particulièrement réaliste. J'ai connu des hommes et des femmes qui ont bu excessivement sans dommages apparents et qui, soudainement, ont « basculé » dans une dépendance effrénée. Comme emportés dans une tempête levée soudainement et sans crier gare. Comme un bateau qui naviguerait tranquille et qui, d'un coup, se retrouverait en perdition au beau milieu des quarantièmes rugissants.

Mylène Demongeot :

En fait, j'ai appris plus tard, par sa mère, qu'il avait commencé à boire très jeune, vers treize ans. En Amérique, avec ses copains, il avait pris de sérieuses cuites à la bière et au whisky. Inquiète, elle l'avait déjà, à l'époque, emmené consulter un médecin pour « troubles nerveux ».

Isabelle Sokolow :

Cette donnée est instructive. Vois-tu, chez les très jeunes le cortex préfrontal est encore en formation. L'alcool et les drogues qui l'atteignent le fragilisent beaucoup plus que chez l'adulte. Dès lors, ceux qui s'alcoolisent trop tôt risquent d'être dépendants dès l'âge de vingt ans. On peut imaginer la difficulté pour eux d'envisager une abstinence à suivre le restant de leur vie.

Or les adolescents actuels ont une consommation à risque très marquée. Comme ils ne savent pas que leur organisme s'avère beaucoup plus fragile et plus vulnérable que celui d'un adulte face à l'alcool, ils courent de graves dangers.

Ainsi une enquête ESCAPAD de l'Observatoire français des drogues et des toxicomanies a fait ressortir en 2003 que l'alcool est, avec le tabac, la substance la plus fréquemment expérimentée entre douze et dix-huit ans. Son usage régulier est même en hausse. Si, en 2000, 16 % des garçons de dix-sept ans avaient consommé de l'alcool au moins dix fois au cours des trente jours précédents, en 2003 ce taux s'élevait à 21,2 %. Une tendance à la hausse identique chez les filles (5,5 % en 2000 *vs* 7,5 % en 2003).

Et, aujourd'hui, les statistiques indiquent qu'un tiers des très jeunes s'enivrant violemment deviendront dépendants, contre un sur dix pour l'ensemble de la population. L'ampleur du malaise et du mal est effrayante.

Mylène Demongeot :

D'autant que l'organisme masque, au début, certains ravages ou désagréments. La gueule de bois du lendemain, toute pénible qu'elle puisse être sur le moment, ne dure pas longtemps chez la plupart des gens. À ce moment, on pense alors fermement : « Non ! Je ne boirai plus autant ! C'est fini ! Plus jamais ! Plus une seule goutte... » Mais le soir venu, vous recommencez car vous avez l'impression d'être en pleine forme. Et l'engrenage s'enclenche.

Isabelle Sokolow :

Et les bonnes résolutions fondent comme neige au soleil !

Mylène Demongeot :

Il existe tant d'occasions de trébucher et de se faire, peu à peu, attraper par les mâchoires du piège. Le sacro-saint apéro paraît convivial, mais se révèle bien peu innocent quand la bande est nombreuse et entonne les « C'est ma tournée », suivis de « Allez, c'est la tienne », embrayant sur une autre et une autre. Et la bière... J'ai vu certains ingurgiter vingt-cinq bières par jour, voire plus. En assénant : « La bière, c'est pas de l'alcool ! » ou : « Je ne bois plus, juste de la bière. »

Sans parler des délicieux – pour qui les aime – alcools anisés. Vingt, parfois trente doses dans la journée. Et ce en été, presque tous les jours et même deux ou trois fois par jour puisque le soir – surtout dans le Midi – il y a la pétanque... Certes, le beau garçon auquel je pense n'est pas mort alcoolique, non, mais d'une tumeur au cerveau ! Et une femme de notre village est décédée, elle, à quarante-quatre ans, le ventre gonflé, rempli de liquide malgré plusieurs cures, pour n'avoir pas su ou pu résister aux attraits des pastis.

Isabelle Sokolow :

Dans son cas, il s'agit d'ascite... Soit de l'eau avec des protéines.

Mylène Demongeot :

Dans la petite île où je vis, je connais au moins quatre personnes décédées aux alentours de quarante ans en à peine dix ans. Ça me semble énorme.

Isabelle Sokolow :

Le cercle vicieux se génère précisément avec l'accoutumance et la conviction – arrangeante pour le moral – qu'on n'est pas comme les autres. Or les effets de l'alcool sont pervers. On peut en ingurgiter beaucoup pendant des années, sans qu'il se passe quoi que ce soit. Pourtant, j'insiste : boire avec excès n'est jamais innocent.

Selon le degré d'imprégnation de l'organisme, le poids, la taille, le sexe et l'âge, chacun réagira à sa manière. Les femmes sont plus fragiles que les hommes du fait de leur répartition des tissus graisseux plus importante.

Dès lors, en fonction de la force et de la santé de l'individu, la maladie peut ne pas se déclarer d'emblée. Parfois elle met dix ans ou plus à apparaître. D'autres, beaucoup moins.

Mylène Demongeot :

Un fait divers m'a frappée. Celui où un jeune soldat de vingt ans avait fait une fête très arrosée avec des copains. Se sentant mal, ses potes l'ont sorti du bistrot, déposé à moitié inconscient sur un banc pour qu'il prenne le frais et se remette. Mais c'était en plein hiver et comme ils étaient bourrés eux aussi, ils l'ont oublié. Il est mort d'hypothermie.

Isabelle Sokolow :

L'histoire n'a rien d'étonnant. Elle s'explique même médicalement. L'alcoolisation brutale provoque une dilatation des artères, donc un réchauffement rapide. Mais dans un second temps, si la personne se trouve dans un milieu froid, une réaction inverse de constriction des artères apparaît. On connaît ce phénomène depuis longtemps. Ainsi, pendant la retraite de Russie, les colonels ont réalisé qu'ils ne pouvaient plus donner de vodka « bienfaitrice » à leurs troupes car les soldats risquaient purement et simplement d'y passer ou de se retrouver amputés. Il ne faut jamais servir d'alcool à quelqu'un qui a froid et qui est immobile.

Mylène Demongeot :

Ce matin, tandis que j'écrivais, j'ai entendu à la radio un autre fait divers lamentable. Deux jeunes en « état d'ébriété », comme disait élégamment le journaliste, ont mis le feu pour s'amuser – je ne vois pas où est le jeu – à des vieux cartons qui traînaient dans l'entrée d'un immeuble. Bilan : incendie du bâtiment, trente personnes blessées, brûlées, des appartements détruits, des morts peut-être mais on ne le savait pas encore. Au bout, vraisemblablement trente ans de prison pour une cuite aux conséquences dramatiques.

Or la liste est longue des ravages provoqués par l'abus d'alcool : violences, femmes battues, incestes, meurtres, accidents de la route...

Isabelle Sokolow :

Si tu veux, j'ai quelques chiffres en mémoire.

La majorité des délits punis d'internement longue durée sont dus à des alcoolisations aiguës. Ce qui, en soit, est effarant.

Pire, 60 % des délits liés à l'alcool sont des violences à enfants. La phrase selon laquelle « le père boit, les enfants trinquent » reste hélas d'actualité.

Les statistiques des états généraux de l'alcool, tenus en 2006, parlent par ailleurs d'elles-mêmes. L'alcool est impliqué dans la survenue de nombreux accidents de la circulation et du travail, l'apparition de certains troubles mentaux et de violences. C'était même alors la deuxième cause d'accidents de la route après les excès de vitesse : en 2007, elle est passée en tête. 31 % de ceux qui sont mortels et 9,4 % des corporels lui sont imputables.

Si, concernant le danger alcool en entreprise, déterminer précisément le nombre d'accidents du travail causés par une imprégnation alcoolique s'avère difficile, on estime qu'entre 10 et 20 % de ceux-ci pourraient lui être reprochés.

Quant aux violences conjugales et aux homicides, les statistiques précises sont rares en France. Pourtant, à en croire des études menées aux États-Unis et au Canada, les victimes d'agressions physiques ou sexuelles reliaient les violences endurées à une prise d'alcool ou de drogues par l'agresseur dans une proportion oscillant entre 26 et 39 % des cas. Et l'alcool en lui-même serait impliqué dans 40 à 50 % des homicides !

Mylène Demongeot :

C'est effarant. Mais, au final, pas étonnant.

Je me souviens ainsi d'un ami, très brillant, pianiste remarquable, scénariste de grand talent, ivrogne à tendance suicidaire, qui s'est fait planter un couteau dans le dos par sa très jeune femme. Il en est mort. C'était la seconde fois qu'il la poussait à bout. La première, elle lui avait lancé un couteau, lui transperçant le poumon. Et ça, il nous le racontait en riant aux éclats. On l'a soigné, désintoxiqué, rendu à la vie normale, mais il a repiqué. Et elle n'a pu résister. Pris par une espèce de folie suicidaire, cet homme attachant à l'état normal n'a cessé de harceler sa compagne, qui l'accompagnait dans ses délires, jusqu'à la rendre quasi folle et la conduire au geste fatal. Et ils venaient d'avoir un enfant !

Isabelle Sokolow :

Cet exemple, comme les autres déjà cités, atteste combien l'alcool peut entraîner, par son excès, aussi bien chez le malade que dans son entourage, une violence folle susceptible de devenir meurtrière. Ce qui fait peur pour soi, comme pour les autres.

CHAPITRE 6

QUE REPRÉSENTE LA MALADIE ALCOOLIQUE ?

Mylène Demongeot :

Que représente, pour toi, cette maladie ?

Isabelle Sokolow :

Je dirais d'abord qu'elle est vraiment particulière parce que la personne qui en est atteinte ingère elle-même son poison. Sans imaginer que c'est un poison. Cette maladie ressemble un peu aux contes de fées, l'alcool y joue le rôle de vœu qui accomplit tout, aide à franchir les barrières, agit comme une potion magique. C'est donc pour moi une maladie qui touche le corps bien sûr, mais aussi l'âme.

L'alcool rend malade de deux façons. Sur le plan organique, même si le patient n'est pas dépendant, il peut rencontrer – comme je te l'ai écrit – des complications au niveau du foie, du cerveau, des jambes, puisque l'alcool abîme tous les organes. Et je rencontre régulièrement ce type de victimes. Je ne cesse donc de le dire : voilà un produit dangereux pour le corps. Ensuite se déclenche un phénomène de dépendance : la personne touchée se trouve obligée d'en consommer chaque jour un peu plus. Et de plus en plus parce qu'elle en a besoin. Soit pour se sentir moins mal, soit pour se sentir mieux. À partir de là, elle est piégée. Et dans la lutte entre l'homme et le produit, c'est ce dernier qui gagne.

Observons une chose intéressante : nous buvons de l'eau selon nos besoins et pas davantage. En général même, à moins d'être malade, un être humain n'en ingurgite pas plus que son envie. L'alcoolique, lui, devient prisonnier et insatiable.

En outre, il faut préciser que s'alcooliser les week-ends ou de façon épisodique n'empêche pas d'atteindre le stade alcoolodépendant.

Mylène Demongeot :

J'ai toujours ressenti les alcooliques comme n'étant pas des gens ordinaires. J'ai toujours eu l'impression qu'il s'agissait d'une catégorie d'individus particulière, composée de personnes sensibles, fragiles, mal armées par leur éducation pour affronter la vie, qui, ignorant la manière de se confronter à elle, cherchent dans leur breuvage « magique » une solution. Fausse évidemment. Et quand je vois la quantité de parents qui élèvent leurs enfants en les considérant comme des petits princes, je me dis qu'il sera compliqué et difficile, plus tard, pour ces derniers, de ne pas s'être vu offrir des repères, inculquer des valeurs, de ne pas avoir connu les restrictions, les frustrations. Lorsqu'ils débarqueront dans une société qui ne fait aucun cadeau, le choc sera rude. À mon sens, une éducation trop permissive est une mauvaise chose puisqu'ils seront déjà blasés, la consommation immédiate ne les satisfera pas, ou peu de temps, et ils réclameront toujours plus. Dont, sans doute, des paradis artificiels.

Isabelle Sokolow :

Ce que tu évoques est un fait que je constate à l'hôpital. À tel point que ce fléau, je le baptise aussi la maladie de l'amour tant, souvent, les patients atteints sont des personnes qui ont été soit mal aimées, soit trop aimées durant l'enfance, et qui, parvenues à l'âge adulte, ne retrouvent jamais assez d'amour, assez de joie, assez de reconnaissance. Alors elles cherchent une compensation dans l'alcool.

Il y a pourtant deux sujets qui m'interpellent chaque jour, malgré toutes les explications rationnelles : pourquoi certains, tout à coup, deviennent dépendants et pourquoi, ensuite, ils s'arrêtent ? Et quand j'interroge ceux qui viennent me voir à Saint-Cloud, je recueille toujours des réponses différentes. Chaque fois évasives, jamais précises.

Mylène Demongeot :

Comment expliques-tu alors que des personnes profondément malheureuses parviennent malgré tout à cesser de boire ?

Isabelle Sokolow :

On ne quitte pas la bouteille par hasard. Il faut d'abord passer par l'étape de la perte.

Mylène Demongeot :

La perte de quoi ?

Isabelle Sokolow :

Perdre sa force, son boulot, sa dignité, sa beauté. Tant qu'elles n'en ont pas pris plein la figure, tant qu'elles n'ont pas « touché le fond » comme on dit, elles ont besoin de l'alcool pour vivre mieux, être moins angoissées, pour s'endormir, avoir moins mal, se sentir plus gaies, plus fortes. L'alcool leur semble un produit si merveilleux qu'elles n'imaginent même pas vivre sans.

Mylène Demongeot :

Un jour, tu m'as parlé de la séparation de la tête, du cœur, du corps. Et tu as employé une expression qui m'a frappée : la nécessité de « recoller les morceaux ».

Isabelle Sokolow :

J'aime cette expression en effet. Tout part du constat que, dans notre société, il faut cacher nos émotions. Comme on ne doit pas les montrer – surtout les hommes – on les garde en soi. Et, en agissant ainsi, on ne se sert pas de son intelligence. Or il convient de faire marcher ensemble la tête, le corps et les émotions, vivre avec les trois, recoller ces pièces du puzzle pour aller vers une guérison. Si l'un manque, s'en sortir apparaîtra encore plus difficile. Or certains malades alcooliques connaissent beaucoup de difficulté à relier les émotions et le raisonnement. C'est de cet état de fait que sont nées les cures et les thérapies... Le temps d'une cure, on aide la personne sevrée d'alcool à exprimer ses émotions sans avoir peur d'elles, pour essayer de prendre du recul.

L'ennui, c'est que pour les hommes, rien ne paraît plus compliqué. Comme ils ont été éduqués en n'avouant jamais qu'ils sont tristes ou ont peur, en situation d'échec ils éprouvent beaucoup de peine à s'ouvrir et à comprendre. À défaire le nœud qui se cache en eux.

CHAPITRE 7

DÉFAIRE LE NŒUD

Mylène Demongeot :

En fait, si je te comprends bien, les malades alcooliques venus te consulter doivent arriver à exprimer ce qui les perturbe profondément s'ils veulent vraiment se sortir du piège ? Et non s'abîmer dans les récriminations du genre : « Ma femme est dure, mon mari n'est pas gentil, ma vie est nulle, mon métier ne me plaît pas » ?

Isabelle Sokolow :

C'est exactement cela. Ils doivent parvenir à défaire le nœud. S'ils veulent bien participer, ce moment essentiel constitue précisément ce que nous recherchons en tant que soignants avec eux.

Mylène Demongeot :

Cette attitude se rapproche de la psychiatrie, non ? Comment fait-on quand un patient ne la supporte pas ? Mon mari, par exemple, avait une sainte horreur des psychiatres. Il pensait qu'ils avaient massacré sa sœur et avaient été, croyant la soigner, plus nocifs que bénéfiques. Et chaque fois qu'un médecin a obligé mon époux à rencontrer un psychiatre – pas très souvent, je dois le dire, peut-être à trois ou quatre reprises – il est ressorti de l'entretien furieux, bardé de dédain, convaincu de l'avoir roulé dans la farine. L'un de ceux qu'il a vus m'a d'ailleurs dit en riant jaune : « Il est attachant votre mari, mais il m'a vraiment pris pour un con ! »

Isabelle Sokolow :

Pour soigner cette pathologie, les spécialistes en alcoologie, qu'ils soient médecins généralistes, psychologues, psychiatres, infirmières, personnes rétablies, bénévoles, sont indispensables.

Pourquoi ? Parce que ces patients-là n'arrivent à parler que s'ils ne se sentent pas trop coupables. Quand les soignants parviennent à leur faire oublier leur honte, ils peuvent enfin se délivrer et exprimer leurs émotions, se sentant enfin compris et écoutés.

Avec l'entourage, c'est une autre histoire, beaucoup plus complexe. La famille souffre tellement qu'elle ne peut s'empêcher de juger, voire de condamner. Mais elle aussi est marquée par un fort sentiment de culpabilité quand elle voit l'être cher se détruire, et qu'elle se sent devenir agressive. En fait, la culpabilité portée par chacun rend toute communication particulièrement délicate.

Résultat, le malade alcoolique ne se sent pas écouté. La famille, les proches, en ont tellement assez de son problème d'alcool qu'ils ne peuvent plus être à son écoute, ne supportent plus ses mensonges, ses promesses non tenues.

Le premier pas à franchir vers le malade alcoolique demeure l'écoute. Ne pas parler, le haranguer, lui faire la morale, non, se donner la peine de l'écouter. Que l'on soit des siens ou médecin. Il nous faut essayer d'entendre et de comprendre la souffrance de l'autre.

Mais je sais que mettre de côté sa propre douleur et recevoir celle de l'alcoolique n'est en rien aisé. Que c'est même usant, quasiment impossible parfois.

Mylène Demongeot :

Personnellement, j'ai l'impression d'avoir écouté durant des heures et des jours ce qui finissait par devenir à mes oreilles un refrain, une rengaine, une ritournelle qui minait ma patience. Tu écoutes, tu écoutes, et, brusquement, tu n'en peux plus, tu craques. Tu n'as plus qu'une seule idée, que ça s'arrête ! Et tu perds patience, mais tu as tort et tu t'en veux. Donc, je le sais : pour la famille, il n'y a rien de plus difficile.

Mais je rebondis sur un de tes propos : celui selon lequel quelqu'un, un jour, quel qu'il soit, à la faveur d'une phrase, peut débloquer la situation. Comme dans le cas de l'enfant qui ouvre les yeux de sa mère alcoolique.

Isabelle Sokolow :

À cette femme très atteinte, un jour, son garçon de quinze ans déclare, plein d'amour : « Écoute, maman, je sais que je ne peux rien faire pour toi mais sache que je t'attends. » Et ce simple « Je t'attends » l'a aidée. Il lui a ouvert les yeux et fait se dire : « Il m'aime ! Il m'aime même si je suis alcoolique. » Cette révélation l'a touchée au plus profond d'elle-même et lui a permis de se soigner avec succès.

Mylène Demongeot :

Ce que tu dis me fait penser au très beau film sur l'alcoolisme : *The Lost Weekend...* de Billy Wilder. L'as-tu vu ?

Isabelle Sokolow :

Le Poison ?

Mylène Demongeot :

Oui. Ce film où, au début, le héros Ray Milland se cache de tout le monde, nie. Avec, dans ses yeux, ce regard rusé – que j'ai bien connu – signifiant : « Je vais vous avoir tous, parce que tous vous me faites chier. » Et la façon dont il cache sa bouteille avec un fil pendant au rebord de la fenêtre, tout en affirmant : « Vous voyez bien qu'il n'y a rien, vous êtes parano si vous croyez que je bois », m'a paru d'une vérité crue.

Isabelle Sokolow :

C'est dans ce film que l'infirmier lui explique que le delirium tremens est une maladie de la nuit ? Et si tu te souviens bien, il décide d'arrêter de boire le jour où sa femme finit par lui tendre un verre de whisky tellement elle a peur qu'il se suicide.

Mylène Demongeot :

Oui, et c'est cela qui le guérit ! Voilà l'un des plus beaux longs métrages sur l'alcool. Dans le livre d'entretiens sur son travail de metteur en scène, Billy Wilder expliqua que, comme filmer un type dans un bar consommant verre sur verre aurait assommé les spectateurs, il avait eu l'idée de montrer Ray Milland seul devant de très nombreux ronds humides sur le comptoir. Un seul plan pour exprimer la quantité ingurgitée.

Isabelle Sokolow :

Et tu te rappelles la scène où il cherche désespérément à boire et où apparaît l'ombre de la bouteille cachée dans le lustre au plafond ?

Mylène Demongeot :

Ah, les cachettes ! Tu sais, dans ce domaine, j'ai tout connu. Les bouteilles dans la machine à laver, d'autres dans le poulailler, d'autres sous le lit, derrière les livres de la bibliothèque. Et même dans le réservoir des toilettes. Et je ne te parle pas des placards. Si je tirais vers moi des pulls, des bouteilles vides me tombaient sur la tête. Même des années après sa mort, j'en ai encore reçu sur la tête. C'était... tragiquement comique.

Le plus terrible est que cette partie de cache-cache se transformait en jeu pervers entre nous. « Bon, ma vieille, tu vas voir. Moi, je t'aurai, je suis beaucoup plus malin que vous tous. » Et je détestais découvrir dans son œil cette lueur rusée, sur ses lèvres un sourire goguenard.

Isabelle Sokolow :

Une amie proche enterrait ses bouteilles dans le jardin. Et son mari disait : « Je ne comprends pas, les fleurs ne poussent plus ! »

Mylène Demongeot :

Je me suis souvent interrogée : lorsque le malade est vraiment touché, n'a-t-il pas envie, au fond de lui, d'entraîner les autres dans sa chute ?

Isabelle Sokolow :

Mais si, bien sûr. Le malade attire tout le monde dans sa douleur parce qu'il ne peut pas souffrir seul. Et l'ampleur du drame, de la nasse dans laquelle tous sont susceptibles de s'engouffrer, exige de mettre au point des solutions adaptées.

Chapitre 8

L'accueil

Mylène Demongeot :

Selon toi, il n'existe pas assez d'endroits, en France, pour accueillir les nouveaux abstinents. Or on sait que les établissements spécialisés peuvent faire beaucoup de bien. Ainsi, un garçon que je connais, qui savait, après d'innombrables rechutes, qu'il ne s'en sortirait pas seul, n'ayant plus personne autour de lui susceptible de l'épauler, ni famille, ni femme, ni parent, est retourné volontairement au Betty Ford Center USA. À sa sortie, il a rencontré là-bas d'autres alcooliques, comme lui en voie de rétablissement. Ils ont pris un appartement en commun et, en vivant ensemble, en s'entraidant, il s'en est sorti définitivement. Et j'avais trouvé son histoire passionnante...

Mais chez nous, je crois que ce type de maisons d'accueil n'existe pas. Qu'il y a des centres, des familles d'accueil aussi, mais pas ce genre de lieu ?

Isabelle Sokolow :

Sans doute cela tient-il au fait qu'aux États-Unis on fonctionne beaucoup avec des fondations privées. Quant aux familles d'accueil, la démarche n'est pas identique. L'association le Sas a conçu et mis en œuvre un réseau d'accueil familial thérapeutique pour patients alcooliques dans les Hauts-de-Seine : le RAFTA 92[1], la première structure de ce type en alcoologie.

Il s'agit de permettre aux patients, au sortir de la cure de désintoxication en milieu hospitalier, de se reconstruire psychologiquement, socialement, voire professionnellement et d'acquérir durablement la sobriété en étant accueillis au sein d'une famille. Cet accueil leur offre la possibilité de se réadapter à une vie familiale et de se réinsérer grâce à l'encadrement d'une équipe composée d'un médecin, de deux psychologues, d'une assistante sociale et d'une personne rétablie formée dans ce but. Comme l'équipe travaille avec les associations d'anciens buveurs et les structures de réinsertion, les patients se voient entourés et ne se sentent plus seuls ni isolés. Car il faut reconnaître que solitude et alcool font très souvent trop bon ménage.

Mylène Demongeot :

Probablement.

---

1. Réseau d'accueil familial thérapeutique en alcoologie.

Isabelle Sokolow :

On trouve aussi des appartements thérapeutiques créés par des associations où les malades en voie de guérison vivent à quatre ou cinq. Ils font leur tambouille, vont chercher du boulot et se retrouvent le soir. Cette formule fonctionne très bien. À condition qu'existe une certaine surveillance, dans la mesure où l'un des cinq ne doit pas se remettre à boire sous peine d'entraîner le groupe. Si l'un replonge, il faut protéger les autres.

Mylène Demongeot :

Pour mon copain, l'obligation – qui n'en était pas vraiment une, mais correspondait au souhait des soignants – c'était qu'ils viennent tous, au moins une fois par jour, aux réunions A.A.

Isabelle Sokolow :

Écouter, parler quotidiennement des stress et des joies de la vie, mais aussi du mirage de l'alcool, libère les émotions, la réflexion, aide à ne pas se sentir seul et permet de résister à l'envie d'aller boire un petit verre. Vingt-quatre heures à la fois, disent les A.A.

Mylène Demongeot :

Il serait bien que notre livre ouvre les yeux de tous et, grâce aux adresses indiquées en annexes, donne envie d'oser contacter toutes ces associations. Que notre ouvrage serve, apparaisse comme une bible à ceux qui sont affolés, perdus. Pour qu'ils puissent se dire : « Tiens, je peux décrocher mon téléphone et appeler », comme nous on décroche pour contacter le SAMU.

Isabelle Sokolow :

Beaucoup de gens se sentent, en effet, perdus, démunis, seuls. Sans imaginer que beaucoup de structures et de personnes existent pour venir à leur secours. Ou pire, sans oser y aller par crainte ou honte.

Je pense par exemple à un homme qui refuse de se rendre à une réunion parce qu'il n'ose pas le raconter à sa femme, n'ose même pas lui avouer ses difficultés avec l'alcool. Dès lors, il est plus facile de lire et d'avoir une adresse sous la main. Beaucoup peinent à prononcer ces mots simples : « Aide-moi ! » Même pour ceux qui sortent de l'hôpital. Des séances d'information, des moments de rencontres, des réunions de groupe avec d'anciens buveurs sont proposés, mais beaucoup refusent de s'y rendre par crainte d'être désignés comme « alcooliques ».

Mylène Demongeot :

Tout le monde redoute ce qu'il ne connaît pas. Moi non plus, je n'aime pas aller dans un endroit nouveau.

Isabelle Sokolow :

C'est stressant, l'inconnu.

Mylène Demongeot :

Pour assister à une réunion des Al-Anon à Versailles, la première fois j'ai fait un énorme effort. Primo parce que j'étais connue. Je pensais que des gens allaient me reconnaître, m'observer comme on regarde un singe dans un zoo. Secundo, parce que je refusais qu'on me traite avec pitié ou compassion. J'ai donc vraiment pris sur moi. Et là, je me suis aperçue que personne ne vous juge ; chacun ayant trop à faire avec son propre problème.

Isabelle Sokolow :

Je me souviens comme si c'était hier de la première fois où j'ai assisté à une réunion des Alcooliques anonymes. Un jour, l'un de mes patients me demande :

— Vous voulez bien venir à mon anniversaire, ce soir ?

Je refuse poliment :

— Écoutez, je ne peux pas, les enfants, la maison, etc.

En fait, je craignais de ne pas être à ma place et j'avais peur de l'inconnu.

Et tout d'un coup, il me lance :

— Est-ce que vous mettez les pieds à des réunions d'Alcooliques anonymes ?

— Euh ! non...

— Mais comment osez-vous nous conseiller d'y aller si vous ne savez pas ce que c'est ?

Je me suis dit : « Mais oui, il a raison. » Et j'ai franchi le pas, et j'ai été contente parce que ensuite je me suis sentie plus apte à conseiller ces associations. Plus apte notamment parce que j'avais rencontré des personnes formidables, sincères et émouvantes.

Mylène Demongeot :

C'est réellement émouvant. Moi aussi, j'ai pleuré ! De constater le courage de ceux qui affrontent leurs malheurs avec désespoir, mais les affrontent. De voir ceux qui essayent de trouver une lumière au bout du chemin, qui vont aux A.A. en espérant y découvrir une issue. De réaliser le bienfait de parler à des gens qui comprennent et ne jugent pas. La réunion en elle-même, où chacun parle de soi et où personne ne donne de conseils, m'avait profondément touchée. Le plus bel enseignement que l'on emporte en sortant, c'est d'avoir entendu la vie des autres.

Isabelle Sokolow :

En écoutant les autres, on est d'emblée confronté à sa propre existence, à ce qu'on endure, à ce que l'on est, à soi. Les participants, il n'est pas besoin de leur parler : pour eux, l'essentiel consiste à se remettre en question et à pouvoir déclarer honnêtement : « Voilà où j'en suis. » De fait, en découvrant l'intensité des témoignages, on ne pense pas à juger. Ici personne ne vient pour déblatérer, critiquer, faire la morale, mais pour raconter, partager. Dès lors ces groupes aident : grâce à eux on réapprend à aimer les autres et à s'aimer soi-même.

Chapitre 9

Une maladie qui dérange

Mylène Demongeot :

Malgré l'émergence d'associations, l'apparition de groupes d'écoute et de parole, on a quand même le sentiment d'une carence de structures en France, voire d'un désintérêt officiel pour les malades. Toi-même tu dis parfois que ta discipline est le SDF de la médecine. Pourquoi ?

Isabelle Sokolow :

Tu sais, les chiffres parlent d'eux-mêmes. Mettons que 10 % de la population ait un problème avec l'alcool ou souffre de l'alcool...

Mylène Demongeot :

En France ?

Isabelle Sokolow :

Oui, en France : 10 % ! Soit environ cinq millions de personnes, dont deux millions réellement dépendantes. Or il existe seulement

5 000 lits d'alcoologie pour accueillir ces malades en France. Les listes d'attente sont longues et le délai pour obtenir une consultation, ou par la suite être hospitalisé, est d'environ un mois... Certains patients se découragent, d'autres attendent.

Heureusement, ils peuvent à tout moment intégrer un groupe d'anciens buveurs ; encore faut-il qu'ils aient les coordonnées et connaissent les lieux et les heures de réunion.

Mylène Demongeot :

Et les personnes – ou leur entourage – qui se sentent très mal, que peuvent-elles faire ?

Isabelle Sokolow :

Beaucoup de patients alcooliques arrivent au service d'urgence d'un hôpital amenés par les pompiers, la SAMU ou la police. Des urgences, ils sont dirigés dans des services différents en rapport avec les complications qu'ils ont. Certains vont en réanimation, d'autres en médecine ou chirurgie ; d'autres repartent chez eux parce qu'ils sont sortis de leur état d'ébriété mais restent souvent très perdus...

Il ne faut pas oublier les cas gravissimes de ceux qui se retrouvent en cellule d'isolement ou en prison, car incarcérés après avoir commis un acte de violence sous alcool : accidents sur la voie publique, coups et blessures, agressions sexuelles... 50 % environ des personnes incarcérées ont commis ces actes sous l'emprise de l'alcool et 20 % sont réellement dépendantes.

Mylène Demongeot :

Existe-t-il une organisation de soins pour eux en prison ? On peut penser qu'ils n'y ont rien bu et que cela suffit ? ! Je plaisante...

Isabelle Sokolow :

Certes, ils sont désintoxiqués physiquement, mais cela ne suffit évidemment pas. Pourquoi ne pas profiter du temps d'enfermement pour les informer et les soigner ?

Certains centres de détention bénéficient effectivement de consultations spécialisées en addictologie comprenant des rendez-vous avec des psychologues ou des psychiatres. Les détenus ont aussi parfois la possibilité d'assister à la réunion de groupes d'anciens buveurs... Mais le manque de temps, de soins reste cruel. Et peu d'entre eux pensent y trouver un réconfort.

Mylène Demongeot :

Combien faudrait-il d'endroits pour soigner les malades alcooliques en France ?

Isabelle Sokolow :

Les pouvoirs publics s'intéressent actuellement et activement à ce problème. Un plan est fait pour la prise en charge hospitalière et la prévention des addictions jusqu'à l'année 2011. Sont à l'ordre du jour, la mise en place de nouvelles consultations d'addictologie, le renforcement et la multiplication des équipes de liaison spécialisées, et enfin la création de services d'addictologie.

Mylène Demongeot :

Tu évoques le coût sanitaire de ce mal. Mais l'indifférence officielle ne vient-elle pas du fait que l'alcool rapporte beaucoup à l'État ?

Isabelle Sokolow :

Mais non, pas du tout. Voilà une idée reçue puisque l'alcool coûte cinq ou six fois plus cher qu'il ne rapporte, si l'on réfléchit aux dépenses pour la sécurité sociale, aux frais de justice, d'accident du travail, mais aussi à la précarité, au chômage...

Mylène Demongeot :

Pourtant, c'est un secteur qui engendre beaucoup de revenus...

Isabelle Sokolow :

Bien sûr, avec un chiffre d'affaire annuel de 13 milliards d'euros, et près de 9 % des dépenses des ménages dans le poste « alimentation », son importance économique est forte.

Sur cette manne, l'État a perçu 3 milliards d'euros de taxes en 2005.

Mylène Demongeot :

Existe-t-il dans tous les hôpitaux parisiens un service pour les alcooliques ?

Isabelle Sokolow :

Peu d'hôpitaux parisiens possèdent un service d'alcoologie. Mais beaucoup ont des consultations en alcoologie et des équipes de liaison. Il serait vraiment intéressant de créer un hôpital de jour permettant des rencontres et une prise en charge multidisciplinaire, histoire de permettre au patient de ne plus être seul face à sa maladie. Actuellement, il existe seulement 120 places d'hospitalisation de jour en alcoologie à Paris. Mais espérons que chaque patient puisse trouver une possibilité de soins d'ici peu, étant donné l'intérêt qui est montré depuis quelque temps envers l'addictologie.

Chapitre 10

Que faire pour l'entourage ?

Mylène Demongeot .

Nous parlons des malades, des maux dont ils souffrent, mais comment aider ceux qui, autour d'eux, subissent ? Quel conseil leur prodiguer pour accompagner celui ou celle qui ne refuse plus rien à l'alcool ?

Isabelle Sokolow :

Moi, je suggère une chose : c'est celui ou celle d'à côté, comme tu dis, qui doit consulter. Consulter concerne quiconque souffre. Puisque c'est lui qui réfléchit autour de la maladie, qui essaie de la comprendre, c'est à lui – ou elle – de s'informer. Donc de rencontrer un alcoologue, par exemple.

Inutile de vouloir essayer de changer son compagnon, mieux vaut comprendre ce que l'on ressent soi-même et déceler ce que l'on veut pour soi.

Les conjoints, je les invite à mieux comprendre la maladie parce qu'elle est complexe, difficile. La seule façon d'aider, d'accepter, réside là.

Informez-vous par la lecture, les consultations – avec des médecins alcoologues, un psychologue spécialisé, un psychothérapeute –, allez aux réunions des Alcooliques anonymes et autres groupes afin de rencontrer ceux qui s'en sont sortis.

N'hésitez pas aussi à assister aux réunions destinées à l'entourage, lieux où vous verrez des personnes comme vous, qui ont des maris, des épouses, des parents ou des enfants connaissant des problèmes d'alcool.

Parlez en outre librement de votre ressenti, de votre colère, de votre désespoir. Cela vous rendra moins angoissé, vous permettra de moins vous polariser sur la maladie alcoolique pour faire plus attention à la personne cachée derrière l'alcool.

Cette attention différente questionnera davantage la personne alcoolique que les belles paroles teintées de morale. Elle s'apercevra que vous changez, êtes moins angoissé, croira que vous l'abandonnez. Dès lors, elle va s'inquiéter de constater que, d'un coup, on ne s'occupe plus d'elle, qu'elle n'est plus le centre du monde. Une prise de conscience susceptible d'entraîner un sursaut chez celui qui, se voyant moins assisté, réalise que, s'il ne fait rien lui-même, il va mourir. Le but : parvenir à déstabiliser.

La difficulté pour les malades alcooliques est qu'ils sont tellement obsédés par l'alcool qu'ils refusent toute discussion. Conscients d'être entourés, protégés, ils pensent qu'ils peuvent être sauvés. Entre l'alcool qui les aide, croient-ils, à tenir et l'entourage qui les aime et va les empêcher de mourir, tout va bien. Mais si les proches s'éloignent sans pour autant les aimer moins, en les rendant responsables de leur rétablissement, alors ils vont connaître la peur et se dire : attention, je vais mourir. Et, là, effrayés pour eux-mêmes, ils iront consulter un médecin ou un groupe.

L'expérience montre que l'entourage ne peut pas forcer un alcoolique à sortir de sa maladie. Lui seul possède les clefs qui déclenchent l'éventuel déclic.

Et si moi, médecin, je parviens à l'apprivoiser et à le faire sortir de son enfermement psychologique, quelle belle récompense !

Mylène Demongeot :

En t'écoutant, je ne cesse de penser à l'image du petit écureuil qui tourne en rond sans fin dans la roue de sa cage. Au malade qui tourne sur lui-même avec la famille qui tourne, elle, autour de lui. Sans oublier le médecin qui en fait autant. Donc, nous tournons tous en rond pour essayer de le sauver – malgré lui. En nous minant, rongés par des idées noires – « Je suis inquiète qu'il fasse un coma, qu'il perde son boulot, qu'il se suicide... » – alors que le sujet de nos préoccupations n'est pas du tout sur la même longueur d'onde.

Isabelle Sokolow :

Tant qu'ils ne se sentent pas abandonnés, lâchés plutôt, rien n'arrive. Voilà d'ailleurs un mot propre aux Alcooliques anonymes : pendant leurs réunions, ils répètent toujours : « lâcher prise » !

Accroché à l'alcool, le malade alcoolique doit « lâcher prise », capituler. Et pour l'entourage, c'est pareil. Il faut arriver à lâcher prise. À penser : « Moi, je ne peux rien faire, je ne peux pas l'empêcher de boire. » À songer : « Ce n'est pas ma liberté à moi. » C'est par le lâcher prise que l'autre ressentira inconsciemment qu'il convient de lever la tête.

Et, dès lors, s'élève parfois en lui la force de se restructurer, cette fois autour de l'abstinence.

La personne souhaitant guérir va devoir devenir humble, oser demander du secours, tant il est dur d'entreprendre ce voyage de retour seul. Et on en vient à ce que les groupes d'anciens buveurs apprennent à travers les expériences de ceux qui ont réussi à s'en sortir.

En somme, il n'existe pas de choses précises à faire, mais des recommandations basiques :

laisser la liberté à l'autre, et même celle de boire, ne pas interférer, refaire confiance.

Mylène Demongeot :

Refaire confiance est particulièrement dur. Quand on a pris l'habitude de tout porter sur les épaules, lâcher prise n'est pas évident non plus...

Mais j'ai une autre question relative à une précédente conversation liée aux A.A. Il paraît que des enfants de huit ou neuf ans s'y retrouvent, dans des structures baptisées Alateen. Pour, eux aussi, comprendre ce qui arrive aux leurs. Qui envoie ces enfants là-bas ? Qui a le courage de déclarer : « OK, mon petit, il serait bon que tu ailles là. » Cela passe-t-il par la mère, le père, le médecin ?

Isabelle Sokolow :

Tout vient de la personne qui s'est intéressée à la maladie.

En premier, l'entourage. Quelquefois il peut s'agir d'une femme comme toi, complètement monopolisée par son mari parce qu'il voulait arrêter de boire mais rencontrait d'énormes difficultés à se lancer. Bref, d'une personne qui ne ferme pas les yeux et voit que les enfants ne vont pas bien non plus. Qui réfléchit, anticipe et songe : « Ce n'est pas parce que mon mari est malade que mon enfant doit à son tour être une victime de l'alcool. »

Mais il y a aussi des patients alcooliques qui s'inquiètent. J'en ai eu qui disaient : « Moi, mon enfant, je le rends trop malheureux. Et je sais que ce n'est pas moi qui peux l'aider ! » Ce genre de prise de conscience découle souvent, de leur présence à des réunions d'anciens buveurs. Elles leur font entrevoir les répercussions de l'alcool sur l'entourage.

Mylène Demongeot :

Pour les Américains, se faire aider est beaucoup plus naturel, plus simple. Dès qu'il y a des problèmes de couple, ils n'hésitent pas à aller voir un conseiller conjugal. En France, j'ai en revanche rarement entendu : « On expose nos problèmes intimes à quelqu'un. »

Et personnellement, l'idée d'y envoyer les enfants ne m'est jamais venue. Ce que je regrette, puisque tout le monde passait son temps à cacher la vérité en clamant haut et fort : « Tout va bien, pas de souci. »

Isabelle Sokolow :

Ici, on veut protéger. Et on croit que taire les douleurs ou les maux consiste à agir pour le bien des autres... Mais on ne sauvegarde pas en dissimulant la vérité. S'il n'est pas question de la révéler de façon dramatique, en agissant ouvertement, on les respecte et on les responsabilise.

Mylène Demongeot :
Pour leur apprendre à faire face ?

Isabelle Sokolow :
Exactement.

Mylène Demongeot :
Mais à six, sept ans, un enfant n'est pas capable de faire face.

Isabelle Sokolow :
Si, si, je t'assure. Ainsi, je me souviens d'un garçon de sept ans qui amenait son père à l'hôpital après avoir fait sa valise et lui avoir déclaré : « Papa, il faut que tu te soignes. » La mère étant malade, c'est lui qui venait à sa place accompagner son père.

Mylène Demongeot :
Donc, déjà il le prenait en charge ?

Isabelle Sokolow :
Oui.

Mylène Demongeot :
C'est étonnant.

Isabelle Sokolow .
Souvent, ce genre de message passe par des dessins. Où on voit écrit : « Papa, ne bois pas, je t'aime » ; « Papa, j'ai besoin de toi, ne bois

pas ». J'ai une peinture d'une fillette de cinq ans qui représente une espèce de bouteille portant une croix...

Mylène Demongeot :
Cinq ans ?

Isabelle Sokolow :
Oui, cinq ou six ans. Quand ils commencent à gribouiller, de nombreux messages passent. Les enfants comprennent très vite et ne jugent pas. Ils ressentent l'existence d'une maladie, que leur papa ou leur maman n'est pas normal.

Le plus pénible en revanche, c'est de les voir abandonnés par passades.

Mylène Demongeot :
C'est-à-dire ?

Isabelle Sokolow :
Quand la mère ou le père va bien, il veut rattraper le temps perdu, s'occuper d'eux, se montrer aimant. Mais ensuite, les moments où il – ou elle – n'est pas « là », *out*, l'enfant ne comprend plus ce qui arrive. Il perd ses repères. Il perd certaines notions essentielles. Ce qui est bien, ce qui est mal et pourquoi ? Se pose des questions : est-ce sa faute ? Pourquoi il/elle n'est pas là ? Pourquoi il/elle se met en colère ? L'instabilité parentale le désarçonne.

Donc les enfants sont perdus, destabilisés et ressentent l'atmosphère anormale générée par cette maladie. Ce qui peut donner des enfants angoissés ou culpabilisés... Ou d'autres hyper-responsables, autrement dit essayant d'endosser le rôle de la mère ou du père ! Ce qui n'est pas mieux. Résultat, on engendre des enfants rêveurs, qui s'échappent dans la lecture, s'isolent dans leur chambre, se protègent devant la télé ou Internet, n'ont pas de copains. Des êtres isolés dans leur bulle comme leurs parents dans leur bouteille pour échapper à la souffrance. Il est dès lors indispensable de les aider à rejoindre la vie réelle, de leur faire prendre conscience qu'ils existent et ne sont en rien coupables des problèmes de leurs parents, de les accompagner vers la reprise de confiance en eux. Eux aussi doivent exister pour eux et non par rapport aux autres.

Il est difficile de rencontrer les enfants des patients. Il serait pourtant nécessaire qu'ils puissent bénéficier d'une aide médicale, psychologique adaptée à leur âge.

Mylène Demongeot :

Ce que tu dis pour les enfants est tout aussi valable pour les conjoints.

Isabelle Sokolow :

En effet, le combat est le même pour tous : apprendre à s'occuper de soi. En particulier pour le malade. Car parvenir à se convaincre et à déclamer : « Alcool, je n'ai pas besoin de toi pour vivre » demande un sacré travail sur soi.

Mylène Demongeot :

En somme, l'oreille amie, cet « ange gardien » à qui on peut téléphoner et avouer : « Attention ! je vais craquer, je le sens... je suis en danger ! », ces personnes-là, ces bénévoles font réellement un travail magnifique.

Chapitre 11

Apprendre la liberté

Isabelle Sokolow :

Un malade doit essayer de sortir de l'emprise de l'alcool et de la puissance de soi qu'elle induit. Car l'alcool procure une force qui rend des services insensés : il permet de parler, de s'éclater, de draguer... Il s'agit donc d'un produit d'une certaine manière fantastique mais redoutable dans la mesure où, devant lui, on se découvre impuissant. C'est pour cela que la famille doit admettre l'idée de se faire aider, perspective et intrusion des autres néanmoins souvent peu aisées à accepter.

Mais je peux affirmer qu'en prenant le sujet à bras-le-corps on arrive à se battre et à réussir. Il n'y a aucune raison de laisser tomber. En revanche, si on a envie de se foutre en l'air, eh bien, on a le droit de le faire. Il est égoïste et même culpabilisant d'asséner à une personne : « Tu dois t'en sortir ! » Suggérer, c'est bien, commander, c'est trop !

Mylène Demongeot :

Quand on croise une personne qui a réellement envie de s'en sortir, si on peut l'aider on doit le faire. C'est notre façon de partager. Toi, médecin, tu le ressens aussi, n'est-ce pas ?

Isabelle Sokolow :

Bien sûr. Mais je suis convaincue que le plus grand cadeau à offrir à l'alcoolique demeure la notion de liberté. Il ne me paraît pas normal d'empêcher quelqu'un d'être libre, physiquement comme mentalement. À un patient on ne peut asséner tout de go : « Voulez-vous vraiment vous soigner ou pas ? » Et ce parce qu'il est incapable, en consultation, d'afficher une telle volonté, ne se trouvant pas dans un état normal. Dans son cerveau alcoolisé, rien ne pénètre. Aucun argument rationnel ne passe. Au départ, je dois donc, en tant que médecin, faire l'avance de mon désir. En déclarant : « Écoutez, j'aimerais bien que vous alliez mieux... », j'essaie de communiquer un peu de mon optimisme alors que lui se sent mal.

A contrario, il existe des cas ou des situations nécessitant des soins immédiats, donc préalables, pour que le patient puisse se rendre compte, *a minima*, en quoi consiste être bien.

Mylène Demongeot :

Tu penses vraiment que les personnes très atteintes ne se souviennent plus d'« avant », de la période heureuse sans alcool ?

Isabelle Sokolow :

Non. Le passé est oublié. Pour eux, avec l'alcool tout va mieux. Les alcooliques profonds pensent que la vraie ressource réside dans l'alcool. Sans lui, ils sont persuadés de ne pas pouvoir vivre, de n'être plus rien. Dans leur esprit, ce qui leur a procuré la joie de vivre, des conquêtes, du travail, etc., c'est l'alcool. La preuve ? En découvrant les traitements, ils râlent : « On nous interdit tout, on peut plus fumer, on peut plus boire... », oubliant la quantité d'autres plaisirs de la vie ! Comme si ces dépendances, ces addictions, occupaient tout l'espace de leur bonheur et éliminaient le reste.

Mylène Demongeot :

Tu veux dire que le plaisir de la bouteille tue tout le reste ? Mais ça n'arrive pas d'un seul coup ?

Isabelle Sokolow :

Non, il apparaît progressivement. Sais-tu que les alcooliques gomment même de leur tête les plaisirs de l'amour ? Alors que personne ne leur interdit de rencontrer quelqu'un, de jouir de la relation amoureuse ou amicale, eux n'y songent même pas. À leurs yeux, seul l'alcool existe, vaut quelque chose.

Mylène Demongeot :

Dans ton service, n'y a-t-il pas des dépendants qui viennent uniquement pour diminuer leurs souffrances physiques envahissantes, soulager l'inconfort psychologique qu'ils supportent sans être pour autant convaincus que ce sera durable ? Certains ne viennent-ils pas se soigner seulement pour se remettre à flot, pensant : « Quand j'irai bien, alors je pourrai recommencer » ?

Isabelle Sokolow :

Il n'y a pas de règle, chaque personne constitue un cas particulier. Mais, à l'hôpital, je rencontre de plus en plus de patients qui s'interrogent sur leur manière de boire. Parce qu'ils lisent les magazines ou connaissent quelqu'un ayant déjà rencontré le même problème. De plus en plus me confient : « Voilà, je pense que je ne bois pas normalement, puisque je bois tout seul le soir » ou « Je m'inquiète, parce que quand j'ai envie de prendre un verre, naît l'envie d'en boire deux, puis trois... » Apparemment donc une prise de conscience, une réflexion relative à leur manière de fonctionner qui dénotent un changement. Et me semblent rassurantes.

D'autres patients viennent cependant consulter « contraints et forcés », poussés par leur conjoint, leur médecin du travail. Dès lors, chez eux le déni est intense. « Moi, je ne suis pas du tout alcoolique, c'est ma femme qui veut, mon médecin qui s'inquiète », contestent-ils. Et ils ajoutent : « Je viens vous voir pour leur faire plaisir, mais je n'ai pas envie de boire plus qu'un autre. » Avec aussi la variante : « Je n'éprouve pas le besoin de boire... mais je ne veux pas arrêter. »

Ces situations se révèlent plus complexes à gérer car la liberté dont je te parlais tout à l'heure n'est pas au rendez-vous, ni même la prise de conscience. Je dois donc marcher sur des œufs tout en tenant un langage de vérité. Du genre : « Il est normal que vous n'éprouviez pas le désir de vous arrêter, car vous êtes drogué d'alcool. Peut-être serait-il intéressant cependant non de tout stopper définitivement mais au moins d'interrompre votre consommation afin de voir ce que ça donne, de constater si vous vous sentez mieux. Si vous vous sentez plus mal, vous aurez toujours la possibilité de reboire, mais si vous en tirez un bénéfice peut-être aurez-vous envie d'arrêter. » Il faut laisser le choix, la porte ouverte.

Pour répondre précisément à ta question, je reçois aussi des patients venus pour avoir moins mal mais qui, secrètement, envisagent de reprendre leur consommation ensuite. Beaucoup clament : « Je veux rentrer à l'hôpital parce que je n'en peux plus, je suis épuisé, je ne dors plus, je vomis tous les matins ! » Et puis, dès qu'ils vont mieux, hop, ils rechutent. Certes, en constatant que la thérapie n'a pas marché, nous, praticiens, éprouvons un sentiment d'échec, mais, au milieu des dizaines de cas désolants, on voit aussi des personnes pour lesquelles notre attention, nos soins ont constitué un signal. Des malades qui, d'un coup, pensent : « OK, maintenant j'en ai marre » et réagissent. Voilà un élément déclencheur qui dévoile l'ampleur de la lassitude et incite à rêver d'autre chose. Lorsque après avoir consommé durant dix ou quinze ans un produit néfaste, quelqu'un soudain te dit : « Maintenant c'est terminé, je n'en veux plus ! Débarrassez-moi de cet enfer », on est fier de soi. Et d'eux. Bien sûr on interroge :

— Comment se fait-il que vous me demandiez ça aujourd'hui ?

— Parce que c'est aujourd'hui...

Il n'y a pas de raison scientifique précise mais un processus mental en action. Et un travail fait avec et par l'entourage qui porte enfin ses fruits. Ce cheminement intérieur ne surgit pas par hasard, mais les malades sont incapables de l'expliquer clairement. La prise de conscience que l'alcool n'est plus l'invité d'honneur de leur existence a germé, mais savoir, à cet instant, ce qui l'a déclenchée, personne ne le sait. Moi-même je l'ignore encore.

Mylène Demongeot :

Ce qui est très impressionnant, c'est de constater que cette maladie n'a vraiment rien de raisonnable, de rationnel.

Isabelle Sokolow :

Raisonner, ça ne sert à rien ! Je me suis dit un jour, après m'être posé les tonnes de questions relatives aux raisons poussant quelqu'un à boire : « Cesse de t'interroger, tu perds ton temps, ton énergie et tu ne recevras jamais de réponse. » Cette prise de conscience du vide, de l'irrationnel de cette pathologie, m'a soulagée. N'avoir qu'un objectif – sortir les malades des bras de l'alcool – a rendu d'un coup mon métier plus facile. Et plus efficace aussi.

Un patient très intelligent va se servir de son intelligence pour continuer à boire. Pour l'aider à se soigner, on peut jouer sur son émotionnel. Un autre, moins affûté, nécessitera une approche différente. Chaque cas oblige en fait à une approche spécifique et il n'existe pas de solution miracle universelle.

Le malade, quel qu'il soit, doit manifester ses émotions pour ensuite prendre du recul et commencer à raisonner. Raisonner alors qu'il n'est capable de rien, autrement dit sous l'emprise de l'alcool, c'est faire des ronds dans l'eau. La patience et le temps constituent nos rares alliés.

Je dis d'ailleurs souvent : « Patience ! » aux malades. Et j'ajoute : « Écoutez, pendant quinze jours, je vous demande d'être complètement idiot. D'être bête comme l'âne de Buridan et de vous repasser en boucle ces mots : "Je ne bois pas parce que je ne bois pas." Surtout sans jamais chercher à savoir pourquoi on ne doit pas boire. Dans quinze jours, vous verrez que vous irez mieux. J'insiste, n'essayez pas de réfléchir.

Prenez vos médicaments, buvez de l'eau, mais ne réfléchissez pas. Si vous cogitez, vous retomberez dedans, en trouvant forcément une ou plusieurs raisons vous poussant à replonger. »

Mylène Demongeot :

Si tu me permets ce rapprochement, c'est un peu comme le piano : quand tu veux vraiment bien en jouer, il faut travailler au minimum quatre heures par jour. Et même si parfois on se demande à quoi ça sert, on en a marre de faire des gammes et des exercices, on s'ennuie, le fait de travailler sans penser, de chasser cette paresse mais aussi de constater ses progrès constitue une belle récompense. Qui pousse à continuer. Je crois que beaucoup d'humains doivent lutter contre la flemme qui nous pousse au : « À quoi bon ? » cher à la chanson de Gainsbourg. C'est facile de choisir le « à quoi ça sert ? », le « à quoi bon ? » et de dire : « après tout, c'est mon choix » !

Isabelle Sokolow :

Bien sûr. Mais, dans l'alcool, je crois que pour oser le choix, le vrai choix, il convient de disposer de certaines connaissances. De posséder un éventail d'offres. J'explique ainsi aux malades : « Le vrai choix exige d'abord de savoir de quoi vous parlez. Or vous ne connaissez plus que l'alcool. Avant de "faire le choix de vivre" en sa compagnie, essayez au moins d'ouvrir d'autres portes, de voir ce qu'on éprouve sans. Après, seulement, votre choix représentera une réelle preuve de liberté. Et si vous souhaitez continuer à vous tuer, libre à vous, mais au moins essayez de découvrir les plaisirs de l'abstinence. » La liberté de se prendre en main, encore et toujours.

Reste qu'il s'agit d'une maladie nous poussant à être modeste. Car, au final, de ce mal on ne sait pas grand-chose. On sait qu'il est possible de s'en sortir, qu'on en guérit bien, qu'il faut la présence d'un entourage, que le médecin seul comme le malade n'arrivent à rien. Que tisser un réseau de communication suffisamment puissant entre ces intervenants s'impose pour que le patient accepte une existence sans alcool. Pour le reste, on tâtonne un peu.

Mylène Demongeot :

Tu oublies l'envie de reconstruire. Reconstruire la place de l'homme dans le couple, celle de la femme, la manière dont ils vont se retrouver, la façon dont ils vont s'entendre. Or il y a des couples qui volent en éclats après la thérapie, parce que personne ne retrouve un rôle clair. Quand d'autres renaissent soudés, nantis d'une force et d'objectifs nouveaux.

Isabelle Sokolow :

Après une cure et durant la période de reconstruction, les autres problèmes des familles se voient rarement abordés avec sincérité. On les avait mis sous le tapis pendant les crises et il était facile de considérer l'alcool comme le seul responsable des mésententes. Il jouait le rôle d'un masque aisé à accuser. Une fois qu'il est tombé, les dysfonctionnements demeurent. Et apparaissent même plus durement que prévu. Il s'agit de l'éternelle question des rapports de force entre les uns et les autres. L'alcool était un bouc émissaire facile ; le problème résolu, rejeter la culpabilité, la faute même sur l'autre, attitude courante dans la vie ordinaire, prend une autre tonalité après un tel drame. Accuser son conjoint d'être responsable de sa propre difficulté à changer, à prendre une autre place dans le couple, c'est déjà ce que beaucoup font dans la vie ordinaire. Des couples sans alcool pourtant !

Mylène Demongeot :

Peut-être, mais tu peux admettre qu'il est difficile de rentrer dans la vie, à la maison, comme si de rien n'était après un sevrage. Les traumatismes demeurent, les plaies sont encore ouvertes, les paroles acerbes hantent les esprits. Il y a de la part du conjoint une certaine méfiance et de la rancœur. Et quand on demande : « Tu m'en veux ? », force est de répondre : « Oui, évidemment. Pas que tu aies été malade, mais de chuter et rechuter. » Car, à un moment, les échecs successifs, les espoirs brisés, on ne les supporte plus. Pendant les soins ou les cures, existe-t-il des conseillers conjugaux, chargés d'organiser des réunions avec la personne malade essayant de s'en sortir ? Et les conjoints, s'occupe-t-on d'eux ? Et quand le malade sort de l'hôpital, qu'y a-t-il pour l'aider dans sa convalescence ? Et j'ajouterai encore cette autre question qu'on me pose souvent : peut-on diminuer l'alcool et retrouver sa lucidité ? Si une personne s'avère incapable d'arrêter totalement de boire, mais parvient à diminuer sa consommation, que va-t-il se passer ?

Isabelle Sokolow :

Oh là, stop, pas tout à la fois, Mylène. Sur les premiers sujets, je dirai que des prises en charge des conjoints existent, mais menées par des associations, et que certaines consultations leur sont destinées ainsi qu'aux familles dans les services spécialisés. Toutefois, cela demeure insuffisant. Pour le reste, ne te berce pas d'illusions : si certains dépendants réussissent à diminuer leur consommation, ce n'est malheureusement pas pour longtemps. Il y a néanmoins des effets bénéfiques : une déprime réduite, une prise de conscience de sa fragilité face à l'alcool, donc, qui sait, un premier pas vers l'acceptation.

En fait, je suis devenue plus tolérante quant à l'alcoolisation des êtres humains. Convaincue que chacun a son propre chemin, j'estime impensable d'ordonner à un individu enfoncé dans l'alcool : « Écoutez, maintenant il n'y a qu'à... Il faut... vous devez arrêter complètement, sinon... »

Accompagner les patients dans leur cheminement vers l'abstinence, dans leur parcours de frustration, leur tenir la main jusqu'au moment où ils constatent d'eux-mêmes les avantages de l'abstinence, me passionne. C'est même une joie pour moi de les voir redécouvrir un plaisir oublié : se sentir frais et dispos le matin, prendre un bon petit-déjeuner, éprouver du plaisir à être belles pour les femmes.

Néanmoins, il convient de rester humble. Il m'arrive, quand je suis un peu fatiguée à mon tour, de dire trop nettement à un malade : « Écoutez, il faut vraiment que vous arrêtiez. » C[illegible]euf fois sur dix, ça ne marche pas. Comme ne marche pas plus le chantage à la peur du décès, genre : « Attention, vous allez en mourir ! » Ces mots ne percent aucun rempart d'un esprit qui n'est pas rationnel.

Mylène Demongeot :

Pendant que tu parlais, je me suis subitement souvenue de la hantise de mourir qui habitait mon mari. Lorsqu'il était très imbibé, il me disait, péremptoire : « Je me fous de mourir, tu sais. » Mais si, subitement, il faisait un malaise vagal – je sais le soigner maintenant : tu allonges la personne par terre, tu lui soulèves les jambes et ça passe –, à peine remis de ses émotions, sa peur disparaissait immédiatement. La première fois que c'est arrivé, en pleine nuit dans un hôtel de Toulouse, j'ai vu combien il paniquait en attendant un médecin. Cinq minutes avant il ricanait : « Je m'en fous de crever, moi ! » et là, je pouvais lire une peur terrible dans ses yeux. Dès que des malaises de ce genre survenaient, il crevait de trouille. Cette façon de se foutre en l'air et, en même temps, cette crainte de mourir, ce comportement suicidaire, sont d'une ambiguïté totale et si difficiles à comprendre.

Isabelle Sokolow :

Ce que tu dis tient au fait qu'ils masquent leurs craintes avec l'alcool. Puisqu'elle annihile toutes les peurs sous l'oreiller, la boisson camoufle la vérité. Et lorsqu'un incident inattendu survient, le réveil est vingt fois plus terrible car les angoisses reviennent cent fois plus puissantes.

Mylène Demongeot :

Le matin, au réveil, le mal-être épouvantable ne vient-il pas simplement du « manque » ?

Isabelle Sokolow :

Pas seulement. Interviennent aussi la culpabilité d'avoir mal au cœur, l'envie de vomir, la difficulté à se lever, la crainte des reproches, la panique de ne plus se souvenir de ce qu'on a fait la veille. Le matin ressemble à une torture. Mais quand on est abstinent depuis cinq ou six jours, qu'on ne se sente pas jugé, apparaît une sensation d'apaisement.

Comprenons tous que l'alcool peut se métamorphoser en drogue dure. Un héroïnomane, qui avait touché au crack, à l'héro, à la cocaïne, au hachisch et à l'alcool, m'a assuré qu'à ses yeux les drogues les plus dures sont l'héroïne et l'alcool. Parce qu'elles se chevillent à votre corps. Parce que pour un verre, comme pour une piqûre, les accros feraient n'importe quoi.

Mylène Demongeot :
Rester abstinent est vraiment un calvaire.

Isabelle Sokolow :
Oui, mais quand un alcoolique devient abstinent, il est enfin capable d'enregistrer que son foie pourrait être abîmé. Il arrive à comprendre les dangers qu'il court. Encore faut-il qu'il soit complètement sevré. Or le sevrage peut être très difficile pour certains : dès lors ils n'ont qu'un désir, sortir... pour aller boire. En les prévenant : « Attendez demain, je sais que demain vous irez mieux », j'essaie de les apaiser. Mais je perçois combien leur besoin physiologique d'alcool les déchire et torture. Comme si la boisson était leur sang, une énergie vitale. Comme s'ils se ressourçaient, retrouvaient leurs forces grâce à la bouteille, leurre terriblement illusoire.

Mylène Demongeot :
C'est vrai que mon mari était très attentif à ses examens sanguins. Il avait une incroyable connaissance de son corps et de la médecine.

Isabelle Sokolow :

Je suis, en effet, toujours étonnée de voir les malades alcooliques, dès qu'ils commencent à se sentir mieux, chercher à savoir où en sont leurs examens biologiques. À quels taux sont leurs gammas GT, leurs transaminases ? Si leur foie est gros, malade ? Alors que, six mois avant, ils ne savaient même pas qu'ils avaient un foie, ni quel était son rôle !

Mylène Demongeot :

Mon bonhomme se passionnait pour ses analyses, radios, Doppler et autres.

Isabelle Sokolow :

Tant que les gammas GT sont bas, c'est bien. Mais certains peuvent présenter des résultats d'examen tout à fait normaux alors qu'ils sont réellement dépendants ou présentent d'autres lésions de type ORL ou neurologiques.

Mylène Demongeot :

Autre question qu'on me pose souvent : une fois sevré, peut-on rester abstinent longtemps ? Surtout dans une société avec des bistrots à chaque coin de rue et bien d'autres tentations permanentes.

Isabelle Sokolow :

Cesser de boire est une chose. Maintenir l'abstinence se révèle infiniment plus délicat. Les occasions sont en effet multiples, à portée de la main, et les « prétextes » innombrables. Pour quelqu'un qui se sent bien, comprendre et accepter la nécessité absolue d'un « suivi » s'impose. Le docteur Haas disait souvent : « Cette maladie, elle se soigne quand on va bien ! » Or un alcoolique rétabli qui croit qu'il peut, parce qu'il va bien, arrêter de consulter et se débrouiller seul, court à sa perte. Le risque est grand qu'il reprenne un seul verre et rechute.

Mylène Demongeot :

Oui – ça je connais bien –, j'en ai fait l'expérience. Je connais cette situation où on pense pouvoir tout gérer seul. En sortant de clinique ou d'hôpital, mon époux se croyait toujours parfaitement guéri. Mais... il n'en était rien !

Chapitre 12

La récompense

Mylène Demongeot :

Selon un proche, marathonien, c'est extraordinaire, en courant, de sentir monter en soi, tout à coup, une divine bouffée d'endorphine. Et mon mari, lui, m'assurait que l'alcool lui faisait l'effet de la dopamine. Qu'est-ce exactement que la dopamine ?

Isabelle Sokolow :

En terme médical, la dopamine est une neuroamine sécrétée au niveau du noyau accumbens de notre cerveau. Elle est également baptisée hormone de récompense.

Nous la sécrétons lorsque nous profitons de bons moments : une émotion amicale, amoureuse, un orgasme, une musique, un film plaisant, un repas succulent, un simple morceau de chocolat. Mais, lorsqu'une personne est dépressive, elle n'en produit pas assez.

Or certaines drogues – et l'alcool à haute dose en est une – provoquent une poussée rapide et massive de dopamine. L'intensité de la transmission dopaminergique varie en fonction de mécanismes différents selon la substance consommée : alcool donc, mais aussi cannabis, tabac, cocaïne, héroïne, GHB... L'arrêt de leur consommation entraîne un syndrome de manque, un mal-être, un déplaisir intense, une angoisse profonde qui attise le besoin et l'obligation de se réapprovisionner.

Chez le malade alcoolique, ce manque se manifeste par des angoisses, des sueurs, des tremblements, ainsi que des insomnies, des cauchemars et, mais plus rarement, les fameuses hallucinations auditives ou visuelles décrites dans *L'Assommoir* d'Émile Zola ou le film de J.-P. Melville *Le Cercle rouge*.

Il n'est donc pas étonnant, dans une société comme la nôtre qui professe le culte de la vitesse, du stress, de la performance, que les jeunes soient attirés par ces drogues, lesquelles leur semblent ouvrir la voie à l'obtention d'un plaisir maximal dans un minimum de temps !

Mylène Demongeot :

La dopamine est comme une drogue, alors ?

Isabelle Sokolow :

Non. C'est un neurotransmetteur. Plus on en sécrète, plus on en a besoin. Mais survient un moment où la dopamine ne fait plus effet. Titillée, activée de façon très régulière, apparaît un épuisement du côté des récepteurs. Résultat, souvent les patients me racontent : « L'alcool ne me donne plus de plaisir ! » C'est exact. Ils vivent en fait dans le souvenir et l'imaginaire du plaisir éprouvé « avant ». Le paradis perdu est tout ce qui leur reste. Ils boivent de plus en plus pour partir à la quête d'un bonheur oublié.

Mylène Demongeot :

Puisqu'on fouille dans les méandres de la chimie humaine, peux-tu m'expliquer à quoi correspond le syndrome de Korsakoff ?

Isabelle Sokolow :

Comme c'est complexe, je vais simplifier. Au centre du cerveau se trouvent les corps mamillaires, de petites excroissances qui, brusquement, se nécrosent à cause de l'alcool. Ce phénomène a été baptisé ainsi en hommage à un psychiatre russe du XIXe siècle, mais on ignore le processus précis de cette mutation. Toujours est-il que cette atteinte souvent irréversible entraîne des troubles de la mémoire des faits récents, le sujet oubliant à mesure ce qu'il dit ou entend, ce qu'il vient de lire. Désorienté, il ne reconnaît pas les visages et parsème ses propos de fabulations.

Mylène Demongeot :

Quel rapport avec les petits tubes qui relient les neurones ?

Isabelle Sokolow :

Ah non, tu confonds, ça, c'est autre chose. Il s'agit en l'occurrence de la myéline. Le syndrome de Korsakoff concerne bien les corps mamillaires qui meurent et suscitent des problèmes de mémoire. Ceux qui en sont victimes ne se souviennent plus qui est le président de la République, l'infirmière s'occupant d'eux, ou s'ils ont fermé le gaz. Alors, ils remplacent par des récits imaginaires et deviennent, évidemment, dépendants de leur entourage. Dans ce syndrome apparaît une certaine euphorie, une sorte de : « Tout va bien, ne vous inquiétez pas pour moi... » Les malades en arrivent à oublier qu'ils doivent arrêter de boire. Lors d'un de mes premiers stages en service de neurologie, j'ai rencontré un patient, âgé d'environ quarante-cinq ans, qui me déclare :

— Je suis content de vous voir, docteur, hier je vous ai vue à la Défense.

— Écoutez, hier je n'étais pas à la Défense... et je pense que vous, vous étiez dans votre lit.

L'infirmière entre alors et lui la renvoie en criant :

— Mais sortez, je ne vous connais pas.

Ce sont vraiment des gens hors réalité.

Mylène Demongeot :

Je me suis toujours demandé si eux, finalement, ils se sentaient réellement mal dans leur irréalité ?

Isabelle Sokolow :

Apparemment, ils y sont plutôt bien. Peut-être s'agit-il d'une façon de se protéger ? Mais pour leur famille, quel calvaire. D'autant plus qu'en France, comme il n'y a toujours pas de lieux pour les accueillir, on les place en psychiatrie ou en maison de retraite.

Mylène Demongeot :

Il faut revenir sur cette carence de centres d'accueil. Par rapport à la frange de population atteinte, combien en existe-t-il en France, et plus particulièrement à Paris ?

Isabelle Sokolow :

Bien trop peu. Je te l'ai déjà dit, le traitement de l'alcoolisme est le parent pauvre de la médecine. Les manques sont énormes. Les délais d'attente extrêmement longs, entre un et trois mois. Il existe seulement sept cents centres de consultation et environ six mille lits d'hospitalisation – et pour ainsi dire quasiment aucune hospitalisation de jour – dans toute la France. Mais la tendance actuelle est à une nette amélioration de cette prise en charge. Tant mieux [1].

Mylène Demongeot :

Et en comparaison des autres pays, nous sommes à la traîne ?

1. Voir les données chiffrées en annexes.

Isabelle Sokolow :

Et comment ! À mon avis, les pays où l'on traite le mieux cette maladie sont le Canada et les États-Unis. Et aussi, dans une moindre mesure, la Grande-Bretagne.

Un malade alcoolique qui, par malchance, souffre à la fois d'un problème psychiatrique, d'un problème médical et d'un problème d'alcool sera très difficile à soigner efficacement. On va d'abord essayer de « réparer » ce qui est urgent, en ignorant la dépendance à l'alcool alors qu'elle se trouve à l'origine de tout.

Il m'arrive ainsi de passer des heures au téléphone pour tenter de faire hospitaliser un malade alcoolique rencontrant des troubles psychiatriques et que je sens en danger... Au service de psychiatrie, on me dit :

— Il faut d'abord le sevrer avant de nous l'adresser !

Au service d'alcoologie, on répond :

— On ne peut pas le garder parce qu'il est dangereux à cause de ses problèmes psychiatriques.

C'est le serpent qui se mord la queue. Dans ces moments-là, je me sens impuissante et en colère contre la société.

Peu de personnes s'intéressent à un traitement global. Il existe des centres d'alcoologie de qualité mais qui ne traitent que le problème d'alcool. Par ailleurs, lorsque le foie ou le pancréas sont touchés, on ne cherche qu'à soigner ce problème.

La seule suggestion par rapport à la consommation d'alcool est « buvez moins » au mieux « ne buvez plus ». Mais peu d'outils d'accompagnement sont proposés. En fait, les centres de soin des malades alcooliques sont très différents.

Mylène Demongeot :
Mon mari m'a raconté qu'en arrivant au Betty Ford Center on lui avait confisqué tous ses médicaments.

Isabelle Sokolow :
On les enlève au malade mais il est indispensable de lui donner un traitement adéquat afin d'éviter le delirium.

Mylène Demongeot :
À propos, qu'est-ce exactement le delirium tremens ? Dans la littérature, il est écrit que la personne atteinte voit des choses très belles ou très effrayantes, des éléphants roses, des chauves-souris qui foncent sur elle... Quelle est la part du fantasme et celle de la réalité ?

Isabelle Sokolow :
Dans *Le Cercle rouge*, très beau film avec Yves Montand, apparaît une scène de delirium assez proche de la réalité. Laquelle n'a vraiment rien d'un conte de fées avec pachydermes fuchsia. Cette « maladie de la nuit » est un syndrome de manque pouvant devenir mortel. Les malades

ont des hallucinations, peuvent voir des rats qui éclatent dans des gerbes de sang, des cafards qui grimpent le long des murs. Ces images terrifiantes sont qualifiées de zoopsies car il s'agit souvent d'animaux, d'insectes... Les patients racontent avec effroi la terreur qu'ils endurent. Heureusement, aujourd'hui, le delirium tremens n'existe plus, on peut l'empêcher. Quant à son origine, on pense maintenant qu'elle tient à la déshydratation cérébrale. D'où l'obligation de faire boire beaucoup d'eau aux patients alcooliques pendant quelques jours.

Mylène Demongeot :

En somme, l'hydratation est essentielle pour tout être humain ? Les conseils que l'on formule aux personnes âgées ne sont pas seulement des slogans publicitaires. Est-ce valable aussi pour les alcooliques ?

Isabelle Sokolow :

Oui. Même si les patients n'ont pas soif, d'eau en tout cas, ils sont déshydratés. Donc il faut les inciter à boire deux à trois litres d'eau les premiers jours de sevrage.

Mylène Demongeot :

Peut-on, alors, conseiller à la personne qui vit à côté du malade de présenter un verre d'eau toutes les heures, en tout cas beaucoup de liquide ?

Isabelle Sokolow :

Oui. Le traitement du sevrage passe par la réhydratation et la prescription de tranquillisants. Rappelons toutefois, comme autre conseil majeur, combien il est dangereux de mélanger alcool et tranquillisants.

Mylène Demongeot :

À la maison, dans les périodes de sevrage, en plus de l'Équanil, je gardais toujours à portée de la main des bouteilles de jus d'orange. Le médecin traitant m'avait en effet expliqué que le sucre contenu dans ce jus remplaçait dans le cerveau celui apporté par l'alcool dont on le privait. Or toi, tu recommandes aussi de l'eau salée ?

Isabelle Sokolow :

Oui, il ne faut pas que le malade soit en manque de sodium. Les alcooliques en sevrage doivent absorber des liquides salés et sucrés. Ou manger un petit quelque chose. Mais malheureusement, souvent ils n'ont pas faim.

Mylène Demongeot :

J'ignorais cette donnée concernant le sel. J'apprends beaucoup, avec toi. Et si, personnellement, cela ne me sert plus à rien, j'espère que ces conseils aideront d'autres personnes.

Isabelle Sokolow :

Moi aussi.

CHAPITRE 13

SOIGNER

Mylène Demongeot :

Quelles sont les étapes du parcours de soins d'une personne atteinte de maladie alcoolique ?

Isabelle Sokolow :

La première consultation constitue un temps privilégié. Les patients arrivent dans des états variables, la démarche entreprise leur semblant pénible. Ils viennent chercher de l'aide tout en espérant être autorisés à boire comme avant ou qu'on leur accordera un verre avec le fromage, une coupe de champagne à un mariage, bref, qu'ils pourront se comporter comme tout le monde. Dès lors, ils attendent le verdict du médecin avec inquiétude.

— Suis-je alcoolique, docteur ?, s'enquièrent-ils.

Ma réponse n'en est pas une. Je préfère leur expliquer :

— Je suis là pour vous aider à trouver vous-même la réponse. Comment vous sentez-vous physiquement ? Êtes-vous fatigué ? Souffrez-vous d'insomnies ? Quels sont les symptômes qui vous gênent ? Crampes dans les jambes, prise de poids ou, au contraire, perte d'appétit, amaigrissement, trous de mémoire... ?

Je les interroge également sur leur entourage :

— Votre famille s'inquiète-t-elle pour vous ? Pourquoi ? De votre comportement ? De votre agressivité ? De votre dépression ? De votre désintérêt... ?

Sans oublier le nœud du problème, la question majeure :

— Pourquoi venez-vous me voir ?

Qui s'accompagne immédiatement de :

— Souffrez-vous ? Quelle est votre demande ?

Les réponses reçues vont dans tous les sens :

— J'en ai marre d'en avoir marre.

— Je voudrais récupérer mon permis de conduire.

— Mon ami m'a quittée.

— Ma fille a demandé à mon mari que je n'aille plus la chercher à l'école.

— J'ai un entretien d'embauche dans trois jours.

— Mon fils refuse que je voie ses enfants !

— Je vais être expulsé de mon appartement.

— Je remarque que maintenant je bois le matin. Cela ne m'arrivait jamais autrefois.

— Je suis SDF, je dors à Roissy (c'est une religieuse qui m'a donné les coordonnées de l'hôpital). Je n'en peux plus, je ne pense qu'à boire. Ce n'est pas une vie.

— Je ne bois pas, je ne bois que le soir !

Derrière ces explications parfois vraies mais où se nichent aussi de faux prétextes, des appels du pied dissimulés sous des fanfaronnades, apparaissent toujours de véritables douleurs. Alors j'essaie de cerner la demande profonde. Ou l'absence de demande. Deux options s'offrent d'ailleurs à moi si le patient l'accepte : un sevrage en ambulatoire, à condition que l'entourage soit présent, ou en milieu hospitalier.

Ensuite, je propose un examen biologique et médical pour savoir comment leur corps supporte l'alcool. On établit un bilan biologique du sang et des urines. On vérifie si les plaquettes sont abaissées, ainsi que les globules blancs et rouges. Souvent ceux-ci sont plus gros par manque de vitamines, de folates. Le VGM, qui doit être aux alentours de 94/95, peut grimper à 100, 110, 120. Les transaminases et les gammas GT augmentent.

En outre, le foie fabrique la vitamine K. Trop fragilisé, il n'assume plus ce rôle et le sang ne coagule plus bien. Le taux baisse de 100 % à 70 %, 40, voire 30 %.

Quand le taux des plaquettes baisse, le risque d'hémorragie digestive par la bouche ou les selles s'accroît. Et quand la moelle osseuse n'est plus assez solide pour fabriquer des globules rouges, arrive une très grande anémie.

Mylène Demongeot :

En t'écoutant, je ne pouvais m'empêcher de penser à cette merveilleuse actrice française décédée d'une grave maladie du pancréas due à ses problèmes d'alcool. Quel est le rôle du pancréas ?

Isabelle Sokolow :

Le pancréas, c'est autre chose de tout aussi grave. Je vais y revenir car les malheurs du foie ne sont pas finis. Notamment avec la cirrhose, parfois dite compensée quand cet organe se transforme, devient fibreux, beaucoup plus dur, se couvre de nodules. Qui étouffent les vaisseaux sanguins et les voies biliaires.

Autre chose : une cirrhose se décompense quand apparaît un barrage, autrement dit lorsque l'eau qui se trouve dans le sang ne peut plus passer. Devant s'exfiltrer, elle cherche une sortie entre les deux feuillets du péritoine. C'est la fameuse « ascite » qui engendre des ventres très gros. Alors on est obligé de ponctionner, de recourir aux diurétiques et d'attendre que le foie se régénère.

Et puis il y a la bile. Étant elle aussi bloquée, elle se mêle au sang. D'où la peau et le blanc des yeux jaunes. Les personnes atteintes de cirrhose alcoolique ont un visage très maigre doté d'une peau cireuse jaune, avec un blanc des yeux lui aussi jaune, des bras et un buste maigres, un énorme ventre. On dirait des kangourous.

Mylène Demongeot :
Et le pancréas ?

Isabelle Sokolow :
J'y viens. Lui, il est situé dans le cadre duodénal. Cet organe allongé, indispensable à la vie, sécrète de l'insuline, l'hormone qui aide à l'entrée du sucre dans les cellules.

Si on peut encore faire des greffes du foie, il n'en existe aucune du pancréas. Or sans lui, on meurt. J'espère donc qu'on y arrivera un jour pour sauver les malades diabétiques.

Quand on est atteint de pancréatite – une maladie qui peut survenir sans lien avec la boisson mais fréquente chez les alcooliques –, on souffre atrocement. Le patient est plié en deux par la douleur, hurle, ne peut être calmé que par de la morphine. Et encore, à peine. Parfois il faut procéder à l'ablation d'une grande partie du pancréas.

Mylène Demongeot :
On peut couper cet organe ?

Isabelle Sokolow :
Une partie seulement. Des personnes peuvent rester plusieurs semaines en réanimation et

souffrent le martyre. Souvent des jeunes et surtout des hommes. Le plus effarant, c'est que l'intense douleur endurée ne constitue pas un argument suffisant pour les inciter à arrêter l'alcool. Un seul, un jour, m'a confié avoir stoppé toute consommation après une telle pathologie. Parce qu'il avait croisé la route d'un réanimateur formidable. Celui-ci venait parler avec lui tous les jours pendant une demi-heure et lui avait conseillé de suivre une thérapie. Ce médecin lui avait redonné l'envie de vivre.

Mylène Demongeot :

On en revient à ce que tu as déjà évoqué : à un moment donné, quelqu'un trouve le mot, ou la phrase juste, qui va, d'un coup, ouvrir les yeux du malade, lui faire prendre conscience de l'obligation d'arrêter pour retrouver goût à la vie. Une espèce de perche tendue, un fil qui redonne l'espoir de nouer d'autres liens avec le réel ?

Isabelle Sokolow :

Ne cessons pas de le dire : les alcooliques, pour la plupart, se croient plus forts que l'alcool alors qu'ils manquent cruellement de confiance en eux.

Mylène Demongeot :

Beaucoup de personnes, depuis qu'elles savent que nous avons entrepris ces conversations, me demandent, vaguement inquiètes :

« Comment peut-on s'apercevoir que l'on est en danger, quels sont les signes ? » J'ai trouvé, dans un ouvrage du docteur Kousmine, un passage sur l'alcoolisme. Je vais te le lire et j'aimerais que tu me dises ce que tu en penses :

« Quels sont les signes avant-coureurs d'un alcoolisme débutant, autrement dit, l'installation d'une souffrance et d'une dépendance de l'organisme ? Les premiers symptômes sont nerveux : fébrilité, tension excessive, nervosité, irritabilité, agressivité, distraction, perte de la mémoire et de la capacité d'apprendre, angoisse, dépression. Le sommeil est perturbé, agité, peuplé de cauchemars. Après s'être endormi aisément – l'alcool est un narcotique – le buveur se réveille trop tôt, trempé de sueur. Le sommeil ne devient réparateur qu'après l'élimination au moins partielle de l'alcool ingéré, soit avec plusieurs heures de retard. Dès que l'état de "besoin" ou de "manque" s'est établi, commence l'enfer sur terre. »

Qu'en penses-tu ?

Isabelle Sokolow :

Je ne dirais pas mieux, c'est très juste.

Chapitre 14

Quand la famille entre en jeu et que le piège se referme

Mylène Demongeot :

Crois-tu réellement que les très jeunes, comme on en a déjà parlé, deviennent plus vite alcooliques que les adultes ?

Isabelle Sokolow :

Leur organisme est beaucoup plus fragile. Leur innocence les rend vulnérables et leur volonté est moins forte. Donc s'ils tombent dans la boisson, les dégâts se révèlent plus importants. J'ai soigné ainsi une gosse alcoolique à quinze ans. Sa mère buvait et elle finissait ses verres pour l'empêcher de boire. Si bien que c'est elle qui est devenue alcoolique.

Mylène Demongeot :

J'ai appliqué cette méthode-là, aussi. Je finissais les verres de mon bonhomme pour qu'il ne les avale pas ! C'est catastrophique et inutile...

Isabelle Sokolow :

J'ai aussi vu la mère d'un jeune patient, dans l'alcool jusqu'au cou. Elle le couve, le reprend toujours chez elle, alors qu'il faudrait le laisser s'envoler ou s'assumer. Je ne cesse de lui dire : « Laissez-le tranquille. Ne vous en occupez plus autant. » Peut-être, face à une autre réalité autrement plus déroutante que le cocon familial, trouvera-t-il l'envie de lutter contre l'alcool plutôt que contre sa mère. Alors que, maintenant, il joue à cache-cache avec les deux.

Mais mon discours, cette femme ne pouvait l'admettre. Or je ne lui conseillais pas d'abandonner son fils mais seulement de le placer devant la réalité. Je lui proposais de voir un psychologue pour l'aider à vivre ces moments difficiles. L'amour exige de laisser l'autre libre. Car laisser l'autre mourir à petit feu est horrible.

Je me souviens encore d'une autre histoire, celle d'une femme très dépressive. Elle était volontaire mais uniquement pour se détruire et s'alcoolisait de plus en plus. Son mari essayait de la protéger, de la soigner, de venir à l'hôpital, mais elle, elle lui en faisait voir de toutes les couleurs. Jusqu'au jour où, s'étant couchée sous la table complètement ivre, elle lui a demandé :

— Peux-tu m'aider à me relever ?

Et cette fois, il a répondu :

— Ce n'est pas mon problème.

Alors, d'un coup, elle a vu dans les yeux de son mari qu'elle allait mourir si elle continuait car il ne viendrait plus à son secours.

Mylène Demongeot :

La méthode a marché ?

Isabelle Sokolow :

Oui. Elle a alors décidé de se soigner et elle est abstinente depuis vingt ans.

Mylène Demongeot :

Mon demi-frère, à la fin de sa vie, en avalant un seul verre de vin, était complètement ivre. Pourquoi ?

Isabelle Sokolow :

Tout simplement parce que l'alcool abîme le cerveau. Quand on met une cerise dans de l'eau-de-vie, elle se racornit. Eh bien, le cerveau fonctionne exactement de la même façon.

Mylène Demongeot :

Dans la maladie d'Alzheimer, n'y a-t-il pas quelque chose d'assez proche ?

Isabelle Sokolow :

Là, il s'agit d'une dégénérescence, donc d'une explication différente. Pour en revenir à des cas extrêmes de ravages causés par l'alcoolisme, il faut que j'évoque une femme dont je soignais le mari, esprit intelligent et remarquable sans le moindre souci matériel. Eh bien, il est mort dans sa salle de bains d'une hémorragie digestive foudroyante. Il est décédé subitement, elle n'a même pas eu le temps d'appeler les pompiers. Nous aussi, médecins, souffrons de ces échecs. Qui nous atteignent profondément.

Mylène Demongeot :

Un comédien remarquable est mort de la même manière : un matin, devant son lavabo. Sa compagne l'a trouvé le nez dedans. Il a été quasi foudroyé. Le cœur.

Isabelle Sokolow :

Le pire, c'est qu'en soi l'alcool n'est pas obligatoirement une mauvaise chose. Beaucoup peuvent en profiter avec plaisir sans conséquence fâcheuse. Le danger est de croire que l'alcool est toujours anodin.

Mylène Demongeot :

Quand, brutalement, tu apprends une mauvaise nouvelle, quand deux ou trois catastrophes ternissent ta journée, tu peux penser qu'un verre ou deux t'aideront à faire passer la pilule. Et ça aide effectivement. Mais dans notre cerveau se cachent des éléments que nous ne maîtrisons pas, ou que nous ne saisissons pas, malgré nos certitudes. C'est très troublant pour moi. Parce que, orgueilleuse comme je suis, j'aimerais bien me dire que je suis capable de tout gérer, de tout comprendre, de tout rationaliser, que je dispose de réponses sur à peu près tout. Mais non, c'est tout à fait prétentieux, ça ne fonctionne pas comme ça.

Des forces nous envahissent et on ne sait d'où elles viennent. C'est terrifiant. Je sais, en tout cas, que je ne me mettrai plus jamais en rage, comme cela m'est arrivé une seule fois dans ma vie... Non, deux fois ! Avec le fameux voile rouge qui tombe sur les yeux. Cette perte de ses nerfs, de sa raison, je l'ai vécue. Un souvenir atroce. C'était l'alcool de l'autre qui m'avait poussée à réagir, surréagir, avec une violence irrationnelle. J'en ai été terrifiée, ensuite. Et plus jamais je ne perdrai le contrôle de moi-même. « Péter les plombs » jusqu'à ne plus savoir ce qu'on fait, plus jamais.

Poussés à bout, ou terrifiés, nous sommes presque tous capables de tuer. Et c'est là – concernant plus particulièrement l'alcool – que le piège se referme. Pas seulement sur ceux qui boivent, mais encore sur ceux qui les entourent. L'alcool rend malade et vulnérable tout le monde : les familles comme les victimes. Ce piège-là, c'est la machine à broyer les existences.

Épilogue
par Mylène Demongeot

Nous voilà arrivées au terme de notre ouvrage et il y aurait encore tant de choses à dire. Certains de mes amis, ayant lu le texte, trouvent qu'il n'y en a pas assez, que c'est trop court : ils en voudraient plus !

En relisant ce texte, je constate que, très jeune et même ensuite, confrontée à la maladie de mon conjoint, longtemps je n'ai pas réellement pris conscience du piège que l'alcool consommé de façon excessive pouvait représenter, ni de la gravité de cette intoxication ni même réalisé que cela pouvait devenir une entreprise de démolition. Il m'en a fallu du temps, années après années partageant tant bien que mal la souffrance de celui que j'aimais qui bataillait pour essayer de s'en sortir définitivement, pour comprendre à quel point ce « bien aimé » alcool pouvait détruire et briser des vies.

Me revient à l'esprit un rêve – ô combien symbolique – que mon chéri m'a raconté, un matin :

il était au bord d'un grand lac qui s'étendait à perte de vue. Ce lac lui semblait si merveilleusement attirant qu'il a plongé dedans... et ce lac n'était en fait que du vin. Un vin exquis. Il nageait tout en buvant... Il voulait tout boire... Il s'est réveillé brutalement, très effrayé...

*

Aujourd'hui, après avoir beaucoup lu sur ce sujet et grâce aux avancées de la médecine, je sais que tout vient en grande partie de l'enfance – peut-être même de la petite enfance. Et que s'accrocher à un verre, à une bouteille, constitue une sécurité et... rappelle le biberon, n'est-ce pas ? Dans mon esprit, cette comparaison n'est en rien innocente.

Il faut donc en parler sans cesse. Et pousser les pouvoirs publics à faire de la prévention – j'en suis désormais convaincue – de plus en plus tôt. On a constaté que certains enfants commencent à boire dès l'âge de dix ans parce qu'ils n'ont aucune notion du danger. Comment pourraient-ils avoir conscience des risques si nous, adultes, ne les leur apprenons pas ? J'ai eu une petite copine qui buvait (entre autres) l'eau de Cologne de sa maman parce qu'elle trouvait ça délicieux. Elle est morte à douze ans.

*

Encore une chose. Écrire et diffuser le terme : « Boire avec modération » me gêne énormément. Pour moi, le terme « modération » est vide de sens. Quand on est très jeune – je me souviens très bien de ma jeunesse, si bizarre que cela puisse paraître, et merci à ma mémoire ! –, « modération » est un mot qui n'existe pas et qu'on fuit comme la peste.

*

Enfin, je dirai que l'alcool est un produit merveilleux si on sait l'utiliser avec précaution. S'il reste un plaisir, un moment de bonheur. Le bon vin fait partie d'un art de vivre !

Comme le disait Louis Jouvet à ses jeunes acteurs dans le merveilleux film *Entrée des artistes* : « Mettez un peu de vie dans votre art et un peu d'art dans votre vie ! »

Mettre un peu d'art dans sa vie c'est, n'est-ce pas, tout ce qui nous élève, nous emporte ailleurs, loin de notre condition humaine, nous fait oublier notre mort programmée : la musique, la peinture, la sculpture, cultiver son jardin, lire, dire des textes, les jouer, aimer les animaux nos frères, les fleurs, la nature, notre terre, la respecter, respecter ce qui nous entoure, soigner, aimer les autres... Je pourrais devenir de plus en plus exaltée mais, comme m'a dit un ami terre à terre et réaliste, lui... : « C'est bien beau, tout ce que tu racontes, mais quand quelqu'un crève de faim, il en a vraiment rien à foutre de ces belles choses. Et sa “bibine”, sa bouteille, c’est aussi sa façon de fuir, sa survie ! »

D’accord, mon ami a raison, mais je continuerai malgré tout à croire en un monde meilleur. Comme le répète Isabelle avec force, cette maladie se soigne bien et on peut s’en sortir. C’est, pour en revenir à Céline, « l’optimisme naïf des femmes ».

Tant pis ou tant mieux : soyons optimistes !

M.D.

ÉPILOGUE
par Isabelle Sokolow

On l'aura compris, il n'est pas question de crier au loup sur l'alcool en général, mais de prévenir des dangers d'une alcoolisation excessive et traiter les malades dépendants en leur proposant une abstinence totale, puisque l'alcool est devenu pour eux une drogue.

*

Il est indispensable de donner à ces malades la possibilité de se soigner, tant d'un point de vue éthique – en gardant à l'esprit que l'alcoolisme est une maladie – que d'un point de vue médical en leur proposant des structures adaptées.

*

L'entourage souffre, se désespère, a besoin d'aide. Il peut être acteur pour une approche nouvelle et une meilleure compréhension de cette maladie. Associons-le à cette démarche.

*

En France, nous manquons encore cruellement de structures spécialisées. Et s'il existe actuellement une transformation, une nouvelle et juste réflexion sur la prise en charge de cette maladie, espérons que les souhaits et les projets de l'Académie de médecine et du rapport Raynaud soient appliqués. Les campagnes de publicité destinées à protéger les jeunes s'avèrent encourageantes, mais il reste encore du chemin à parcourir.

L'alcool étant un piège, faisons tout pour que le moins de monde possible s'y laisse prendre.

ANNEXES

Annexe 1

Qu'est-ce que l'alcool ?

Tous les alcools ont la même molécule, composée de deux atomes de carbone, six atomes d'hydrogène et un atome d'oxygène. C'est CH_3CH_2OH, appelée plus communément éthanol.

Particularité, comme elle est petite, simple et soluble dans l'eau, sa diffusion s'avère très rapide dans l'ensemble de l'organisme.

Sa fabrication provient de la fermentation de fruits, de grains ou de tubercules.

*

Un verre standard servi dans les cafés contient la même quantité d'éthanol, quel que soit le breuvage servi. Il y a ainsi la même proportion dans un ballon de vin, une chope de bière, un verre de whisky : chacun contient 10 g d'alcool.

Le piège

Chaque verre fait monter le taux d'alcoolémie de 0,15 à 0,20 g/l.

Si un verre s'avale en quelques secondes, le foie mettra, lui, au moins 90 minutes pour l'éliminer.

Annexe 2

Les recommandations de l'OMS pour une consommation à moindre risque

Un verre standard = 10 g d'alcool.

1) Consommations régulières :
Pour les femmes, pas plus de 2 verres d'alcool en moyenne par jour (moins de 14 verres par semaine).

Pour les hommes : pas plus de 3 verres d'alcool en moyenne par jour (moins de 21 verres par semaine).

Avec au moins une journée par semaine sans boisson alcoolisée.

2) Consommations occasionnelles :
Pas plus de 4 verres d'alcool en une seule occasion.

3) Consommation zéro :
Aucun verre d'alcool pour les enfants comme pour les femmes enceintes et les personnes alcoolodépendantes.

Le piège

Aucun verre dans certaines circonstances :

– conduite de véhicule, conduite de machine dangereuse,

– exercices de responsabilités qui nécessitent de la vigilance,

– prise de certains médicaments, certaines maladies aiguës ou chroniques.

Annexe 3

Communiqué de l'Académie nationale de médecine

Voici les recommandations de l'Académie nationale de médecine [1], contributions aux objectifs 1 et 2 de la loi relative à la politique de santé publique du 9 août 2004.

1) dépistage, le plus précocement possible, de tout mésusage d'alcool ;

2) amélioration de la formation à l'alcoologie des étudiants en médecine afin d'optimiser :

– le repérage précoce du mésusage de l'alcool (entretiens, questionnaires),

– la conduite à tenir en présence d'un tel mésusage (conseils de comportement, interventions brèves) ;

3) reconnaissance d'une activité spécifique hospitalo-universitaire en addictologie et alcoologie quelle que soit la spécialité d'origine

1. 16, rue Bonaparte, 75006 Paris. Tél. : 01 42 34 57 70.

(neurologie, psychiatrie, hépato-gastro-entérologie, médecine interne...) ;

4) reconnaissance officielle de rôle des médecins généralistes et spécialistes en matière de dépistage précoce et de prévention, fondée sur leur compétence ;

5) création de structures de soins spécifiques en alcoologie et de réseaux de soins (médecine généraliste, groupes d'anciens buveurs...) ;

6) développement de la recherche fondamentale, clinique et thérapeutique en alcoologie ;

7) faciliter l'accès aux soins des patients alcooliques grâce à l'amélioration de leur prise en charge par la Sécurité sociale (mutuelles !).

Annexe 4

Les chiffres de l'alcoolisme en France

• Mortalité et morbidité :

45 000 décès sont imputables chaque année à l'alcool sur 540 000 morts en France.

Soit 38 000 hommes et 7 000 femmes.

Voici la répartition en fonction des maladies [1] :

Type de décès	Total	Hommes	Femmes
Cancers [2]	16 000	14 000	2 000
Maladies digestives [3]	8 200	6 000	2 200
Maladies cardio-vasculaires	7 600	7 000	600
Accidents [4]	7 100	6 000	1 100
Troubles mentaux	2 500	2 000	500

1. Hill C. *Alcool et risque de cancer*. Actualité et dossier en Santé publique, 2000. 30 : p. 14-17.
2. Lèvres, bouche, pharynx, œsophage, larynx.
3. Dont cirrhoses du foie.
4. De la route, du travail, domestiques, suicides.

Type de décès	Total	Hommes	Femmes
Maladies respiratoires	1 100	1 000	100
Autres	2 500	2 000	500
Total :	45 000	38 000	7 000

• 5 millions de personnes ont des difficultés médicales, psychologiques ou sociales liées à l'alcool.

• 2 à 3 millions de personnes ont un problème de dépendance.

• 700 à 3 000 enfants, sur les 750 000 naissances annuelles, présentent un syndrome d'alcoolisme fœtal (SAF).

Une prise d'alcool ponctuelle ou régulière entraîne des risques importants pour l'enfant en gestation (anomalies faciales, retard de croissance, déficits intellectuels, troubles caractériels).

L'alcoolisation de la mère pendant la grossesse est la première cause non génétique de handicap mental chez l'enfant.

• 1/3 des tués sur la route sont des jeunes entre 15 et 24 ans. L'alcool intervient dans un cas sur trois. C'est la première cause de mortalité dans cette tranche d'âge.

Annexe 5

Les intérêts économiques en jeu, les forces en présence

17,53 milliards d'euros : tel est le coût social de l'alcool supporté par la collectivité. Soit 1,42 % du PIB et le premier poste devant le tabac et les stupéfiants [1].

17,3 milliards d'euros : tel est le chiffre d'affaires hors taxe réalisé par les producteurs de boissons alcoolisées [2].

3 milliards d'euros : tels sont les revenus des taxes sur l'alcool en 2005 [3].

---

1. Rapport sur la perspective d'organisation d'états généraux de la lutte contre l'alcoolisme – tome 1.
2. Cour des comptes : la politique sanitaire de lutte contre l'alcoolisme – rapport public 2003 – éditions des journaux officiels, janvier 2004.
3. Rapport sur la perspective d'organisation d'états généraux de la lutte contre l'alcoolisme – tome 1.

Le piège

2,3 milliards d'euros : c'est la somme des investissements publicitaires des alcooliers en 2003 [1].

4,5 millions d'euros : tel est le budget de l'INPES d'investissement publicitaire pour les campagnes de prévention sur l'alcool en 2005 [2].

3 milliards d'euros : telles sont les dépenses de santé liées à l'alcool en 1996 [3].

---

1. Rapport sur la perspective d'organisation d'états généraux de la lutte contre l'alcoolisme – tome 1.
2. Rapport sur la perspective d'organisation d'états généraux de la lutte contre l'alcoolisme – tome 1.
3. Kopp et Feneglio, 2000.

ANNEXE 6

L'ORGANISATION DES SOINS

Actuellement, il existe environ 660 structures de soins *en ambulatoire* en alcoologie (CCAA). En 2000, leur fréquentation s'élevait à 100 000 patients.

Sur ces 660 structures, on compte seulement 245 services ouverts plus de 20 heures par semaine.

Pour les soins *en hospitalisation*, on compte 5 512 lits d'alcoologie répartis en 4 254 lits regroupés dans des unités d'alcoologie et 1 018 dispersés dans des services de diverses spécialités.

Ils sont répartis en 2 730 lits de postcure, 1 714 lits en psychiatrie et 1 217 lits en médecine interne et spécialités.

Cependant, il faut prendre conscience que certains départements sont dépourvus de structures en alcoologie et que 20 % seulement des patients bénéficient d'un traitement spécialisé.

Pour l'hôpital de jour, on compte seulement 120 places actuellement. Espérons que la création de centres de jour soit donc possible.

*

Le plan gouvernemental de lutte contre les drogues illicites, le tabac et l'alcool 2004-2008 prévoit un dispositif en alcoologie renforcé, tenant compte des indicateurs épidémiologiques proposés par le rapport Parquet-Reynaud. Soit par département de moyenne importance :

– une unité hospitalière,

– une structure hospitalière de type hôpital de jour,

– un centre d'alcoologie pour 100 000 habitants ou au moins un par département,

– un centre de soins de suite et de réadaptation alcoologique,

– une équipe de liaison en addictologie,

– un réseau ville-hôpital s'appuyant sur les CSAPA et associant les médecins généralistes et les services sociaux [1].

*

Ces projets vont dans le bon sens et autoriseraient une véritable évolution du traitement des

1. MILDT, politiques publiques France, plan gouvernemental 2004-2008.

maladies addictives, en particulier de l'alcoolisme.

L'amélioration du dispositif de soins permettrait en outre de baisser le coût social de cette maladie, notamment les pertes de revenus et de production qui représentent le poste de dépenses le plus élevé, soit 50 % du coût social total lié aux conséquences de la maladie alcoolique.

ANNEXE 7

DES LETTRES DE PATIENTS

Voici quelques courriers de patients venus consulter le docteur Sokolow. Fortes, émouvantes, instructives, il nous a paru important de publier ces lettres ici, avec l'accord de leur auteur. Nous les en remercions très vivement.

Lettre à la bouteille

« C'était du temps où je m'alcoolisais, le temps où j'aimais ta compagnie. Seule ta présence semblait me rendre heureux. Je ne vivais que pour toi et avec toi. Tu étais devenue une fée. La vénération que je te portais n'avait point d'égal. Tu me rassurais lorsque je te savais près de moi, présente sur la table, ou cachée dans quelques recoins de la maison quand ce n'était pas dans le jardin. Faut te dire qu'à cette époque, des cachettes, j'en trouvais, toutes plus originales les unes que les autres. Même que parfois il m'arrivait de ne plus savoir où je t'avais camouflée. C'est peu dire !

Aujourd'hui ce temps me paraît lointain, très lointain même. Pourtant à bien y réfléchir, c'était hier, et je me rappelle encore...

Je devais t'écrire à toi “ma bouteille”. Je ne me souviens plus de ce que j'ai pu te conter. Mais à en croire mon passé de buveur, je devais me confondre d'éloges à ton égard.

Aujourd'hui je me dois ce même exercice. Le même exercice ? Non, pas tout à fait, puisque je suis devenu abstinent.

Il est évident que l'abstinence a changé le cours de mon jugement, et l'eau qui tombe du ciel a coulé sous bien des ponts, depuis l'écriture de ma première lettre. Il est probable que ce premier écrit devait avoir des allures de révolte, puisque j'étais un buveur démasqué, et non conscient du bienfait d'une abstinence heureuse.

Mes mots aujourd'hui gardent certes les mêmes valeurs, mais ne revêtent peut-être pas les mêmes significations. L'équivoque de la "bouteille" reste liée bien sûr à l'alcool, et à mon alcoolisation, où le mot "bouteille" me semblait magique.

Si ce mot "bouteille" a longtemps représenté cet intérêt instinctif, qui faisait vibrer mes sens imaginaires, liés à la dépendance du plaisir que pouvait m'apporter son contenu, le mot aujourd'hui me laisse indifférent.

Il est évident que je ne peux nier cette "bouteille" qui à une certaine époque était devenue ma consolatrice, mais je peux dire qu'aujourd'hui elle ne m'inspire que de l'indifférence. Certes elle reste encore liée à mon passé, où se trouvent mêlés à la fois un sentiment de honte, un sentiment de gêne, mais aussi un sentiment de victoire. Honte et gêne dans ce sens que je reste persuadé que l'alcoolisme demeure une maladie (si nous pouvons considérer l'alcoolisme comme une maladie) volontaire, et je ne peux oublier que j'ai été dépendant de cette “bouteille”.

Victoire ; par cette idée de me sentir libéré d'une entrave indéfinissable, où j'étais devenu un prisonnier volontaire.

Mais où peut être la victoire, quand on se rend responsable de sa propre maladie ?...

Aujourd'hui toutefois je veux croire que la “bouteille” n'est plus pour moi cette “amie qui me voulait du mal”. Il nous faut vivre ensemble, la “bouteille” et moi, c'est certain, elle a sa place dans notre société, mais pour ma part, je me dois de me montrer distant à son égard. Une page est tournée mais l'“histoire” ne fut pas drôle...

L. »

Lettre d'un ressuscité

« Cher G.,

Moi C., je viens te conter une histoire. Mais cette histoire est d'une essence particulière, puisqu'elle est mienne. C'était du temps ; enfin d'un temps où les aléas de mon existence m'ont conduit des chemins sinueux, tortueux et tourmentés de l'alcool à une résurrection providentielle, grâce à un médicament miracle : l'"abstinence".

– Mais, me diras-tu, pourquoi me parles-tu d'alcool aujourd'hui ? Pourquoi ai-je attendu tout ce temps avant de t'en parler ?

– Je t'explique :

C'était avant.

J'étais heureux de vivre, jeune, pas trop moche (à ce qu'on disait) et sans grands besoins. En un mot, je "flirtais" dans l'insouciance des "pauvres gens heureux", assez satisfait de ma petite personne. Bien sûr, je n'étais pas sans connaître quelques soucis, comme peut en connaître au cours de son existence le commun des mortels.

C'est ainsi que je connus notamment quelques années difficiles, juste après avoir réussi à me faire une petite place dans la hiérarchie sociale, et que j'ai failli perdre suite à un accident de la circulation. En effet, j'ai été victime d'un accident assez grave, puisque je suis resté près d'un mois dans le coma et que j'ai subi une bonne douzaine d'opérations durant une hospitalisation d'environ seize mois, avant d'entreprendre une convalescence de trois ans.

Toutefois je ne pense pas que ce paragraphe de mon existence soit une cause m'ayant poussé, au fil des années, à basculer vers une descente aux enfers. Et cela, dès le jour où je me suis laissé charmé par les vapeurs de l'alcool.

(...)

Ce produit, l'alcool, je l'ai découvert comme ça ; et longtemps je l'ai considéré comme un remède miracle qui me permettait en un temps très court de m'étourdir à peu de frais. De plus il m'était aisé de me le procurer, sans éveiller pour autant de soupçons auprès de mon proche entourage, justifiant une consommation excessive.

Bien sûr, G., je devine la question qui te brûle les lèvres : Pourquoi t'es-tu laissé "charmer" par ces vapeurs alcooliques, comme tu t'amuses si bien à le dire ?

Je t'avoue que je n'en sais trop rien. Ai-je eu un coup de lassitude que j'ai voulu "gommer" par un dopant ?

Sous-entendu, tu prends un verre, puis deux et vite l'inexplicable de l'inattendu arrive.

C'est-à-dire qu'au début tu ne t'aperçois pas que tu pars pour un long voyage, donc tu ne te soucies ni des conséquences ni du retour. Au départ ton bagage est léger et facile à garder avec toi. Puis au fur et à mesure que les étapes passent, ce bagage devient de plus en plus lourd, jusqu'au jour où tu ne peux plus le porter. Tu te dois alors d'avoir recours à un porteur.

Il en est ainsi du "bagage alcool". Lorsque l'"habitude" est prise, lorsque votre corps en est imprégné, il est difficile, que dis-je, impossible à cette "éponge alcoolisée" qu'est devenu votre corps de s'assécher seule. Pour ma part, cela a été très long.

Peut-être même me suis-je appliqué à tout mettre en œuvre pour retarder cet assèchement ? Et puis à l'époque en avais-je vraiment envie ? Mon raisonnement de buveur, n'était-il pas aussi illogique qu'incompréhensible ? Sous l'effet de l'alcool, mes raisonnements n'étaient-ils pas des châteaux de sable qu'un moindre clapotis venait écrouler ?

Cette emprise qui brave les morales, et semble nous donner des ailes, ne nous amène-t-elle pas non plus à ce phénomène particulier et distinctif à nous autres "buveurs" : notre perte de liberté et notre emprisonnement dans l'obsessionnelle crainte du manque ?

Vous les non-dépendants à l'alcool, vous ne pouvez comprendre ce que signifie cette "trouille" de ne pas avoir sa réserve, de garder sa quiétude pour les temps douloureux du manque !

(...)

Puis un jour j'ai dû écouter la voix lointaine de mes proches et prendre conscience. Je buvais trop, c'était certain, et il me devenait impératif de me faire soigner. Je devais suivre un traitement. En des termes moins pompeux, faire une cure de désintoxication ! La phrase était lâchée. Le monde semblait s'écrouler sous mes pieds. Imaginez un peu, j'étais "classé" dans la catégorie des alcooliques, de ceux dont l'image fait la caricature de certaines rubriques peu flatteuses des faits divers !

Que m'arrivait-il ? Allait-on commencer à me persécuter, ou m'avait-on déjà classé dans la catégorie des "poivrots" qu'il fallait à tout prix "mater", en leur faisant subir un traitement de choc pour leur faire perdre le goût de "picoler" ?

Je m'interrogeais sur mon devenir ! D'un coup, je me sentis banni, dévalorisé, discrédité, bafoué, humilié, vexé, dévirilisé même ! On me collait une étiquette, je devenais un "ivrogne". C'était dur à supporter mentalement.

(...)

Moi boire trop ? Allons, un peu de sérieux ! Ce n'est pas parce que je prends quelques verres supplémentaires entre les repas qu'il faut me cataloguer comme "un alcoolo notoire". Et même s'il m'arrive parfois de ne plus boire au verre, mais carrément à la bouteille, je ne vois pas où est le mal ?

Quoi qu'il en soit, avec tout ce "ramdam" qu'on fait autour de ma prétendue alcoolisation, me voilà dans une fâcheuse situation ! Comment vais-je pouvoir me faire une nouvelle place dans notre société, et regarder mon entourage, maintenant que je suis considéré "copain de la bouteille" ? Et eux, ceux qui me côtoient, comment vont-ils m'accepter avec cette étiquette ? Ce n'est peut-être pas si évident que ça de fréquenter un alcoolique ! Les rumeurs sont souvent de mauvais présages pour qui en est accusé.

Je me répète, mais quelle déchéance ! Qu'on ne me demande pas pourquoi, ni comment j'en suis arrivé à cette situation. Je n'en sais rien !

J'en poserais plutôt la question à vous. À vous "Messieurs", à vous "Mesdames" les Médecins, à vous aussi "Mesdames" les Assistantes sociales, enfin à vous toutes les personnes qui gentiment nous écoutez et semblez comprendre notre mal d'être, lorsque vous nous apprenez que nous sommes des alcooliques !

Comment pouvez-vous vraiment nous comprendre ? Vous le pouvez peut-être par votre savoir livresque, mais la véritable cause de notre "mal", celle que nous avons dans la tête, est souvent bien différente des symptômes décrits dans vos livres. D'ailleurs vos livres ne décrivent-ils pas qu'une généralité, où la sensibilité est absente et remplacée par un matérialisme certes nécessaire, mais difficile à admettre lorsque les cordes du psychisme sont nouées ?

Comment pouvez-vous comprendre ce que nous éprouvons par l'esprit et ressentons dans notre chair ? Notre souffrance est viscérale, elle sort de nos pores et s'épand sur notre peau à la manière d'une bouteille d'encre renversée sur une feuille de papier buvard. Elle s'étale et ne peut être comprise que par une âme sœur ayant souffert du même “mal”. En quelque sorte cette souffrance n'a pas de mot, elle ne s'écrit pas, elle ne se devine pas non plus, elle se ressent.

Certes, vous supposez ce que peut être notre souffrance par nos confidences, et vous nous aidez, dans nos moments de désarroi. Nous vous en savons gré et beaucoup plus tard peut-être vous en remercierons. Mais dans votre for intérieur du temps présent, ne restons-nous pas à vos yeux des alcooliques, avec ce que représente cette condition ? La confiance que vous nous portez ne se borne-t-elle pas à un encouragement, afin de nous aider à vaincre notre mal, notre souffrance ?

(...)

Après, c'est-à-dire aujourd'hui.

Que m'importe en fait de savoir si vous m'avez fait confiance, même si la confiance est pour nous “buveurs” un élément de base à notre rétablissement. Aujourd'hui encore après une abstinence heureuse, je pense que quelque part, au fond de moi-même, il reste ancré une soif de reconnaissance. Car pour être reconnu il faut gagner la confiance d'autrui. Mais voilà, ne restons-nous pas d'anciens "buveurs", dont les paroles à une certaine époque ne valaient pas grand-chose ?

Vous, milieu médical, vous m'avez soigné, apporté le matériel nécessaire à ma consolidation. Pour le patient que j'ai été, votre tâche est terminée. D'autres malades vous attendent puisque telle est votre mission.

Suis-je maintenant redevenu un bon pèlerin capable de reprendre son bâton, et de continuer seul son chemin de vie ? Conscient d'avoir repris goût à la liberté, sans oublier cependant que cette liberté reste toujours fragile et impérativement liée à l'abstinence ? Il me faut donc, si je veux redevenir comme par le passé un homme libre, me retirer de l'esprit... cette épée de Damoclès qu'est l'alcool.

C. »

Lettre à Monsieur Whisky

« Dieu sait comme j'ai pu apprécier ton amitié. Tu étais toujours à mes côtés quand j'avais besoin de toi. Tu me réchauffais, tu me rassurais, tu me faisais oublier mes problèmes, mes soucis. Tu m'aidais à dormir, de jour comme de nuit. Tu ne me jugeais pas. Tu étais vraiment mon meilleur ami, ma béquille.

Jusqu'au jour où j'ai compris que tu m'avais trahie. J'étais totalement dépendante de toi. Tu jouais avec moi. Petit à petit, tu as réussi à me faire perdre pied. Tu m'as souvent réduite comme une épave, heureusement que cela se passait quand nous étions seuls, toi et moi, dans l'appartement. Lorsque tu me laissais seule, le corps et l'esprit moins dépendants de toi, c'était pour que je te coure après, un jour dans un supermarché, le lendemain ou le surlendemain dans un autre.

Sur le plan physique, tu m'as déclenché une hépatite chronique, une baisse de la vue, des troubles de la marche, des pertes d'équilibre. Mon taux de GGM est allé jusqu'à plus de 1 200, celui des transaminases était très élevé.

Depuis deux semaines que je t'évite, tu m'as laissée tranquille. Mais pourquoi reviens-tu me harceler et frapper de nouveau à ma porte ?

J'ai l'air de quoi avec mes pulsions, mes angoisses, mes tremblements ? Tu t'en moques éperdument. Sur le plan psychique, tu me faisais passer de l'euphorie à l'angoisse, tu entretenais mon état dépressif. Comme tu devais rire et prendre un malin plaisir lorsque tu me faisais chuter. Bien sûr, cela se passait toujours dans l'appartement, mais tu as bien failli me tuer, lorsque j'étais sur la chaise et que je suis tombée en arrière, la tête la première sur le carrelage ? Combien de temps m'as-tu laissée inconsciente ? Je n'avais plus de jambes, tu m'as fait me retourner sur le ventre et ramper sur toute la longueur de la cuisine, de l'entrée, puis du couloir, et aussi une partie de ma chambre. Je me suis hissée à l'aide des draps et du matelas afin de me coucher dans le lit.

Tu dois aussi te souvenir de la fois où tu m'as fait tomber la tête en avant sur le coin de la vieille malle, puis en arrière sur l'arête du mur où je me suis ouvert le derrière du crâne sur deux centimètres. Il y avait du sang partout dans l'appartement. Tu aurais aimé que je me crève un œil à un centimètre près et tu as failli gagner. Ce fut la première intervention des pompiers que

C. avait appelés, car moi, je ne me rendais pas compte de l'état dans lequel tu m'avais mise. J'ai été odieuse avec eux et avec mon amour de fils, et je me suis encore retrouvée aux urgences à Foch (l'hôpital).

Une autre fois, tu m'as fait tomber sur le derrière, je n'arrivais pas à me relever, je me suis traînée sur les fesses pour ouvrir à ma belle-sœur. J'ai dû prendre le manche du parapluie pour ouvrir la porte. M. a appelé C. et D. C'est elle, ma belle-fille, qui est venue, je ne t'avais pas caché et elle t'a répandu dans l'évier (cela m'était égal car je savais que je te retrouverais sur le chemin d'une autre manière). De nouveau, les pompiers et les urgences de Foch. Et puis, il y a eu cette dernière fois où tu as réussi à me faire dormir sur le carrelage de la cuisine. Comme je ne répondais pas au téléphone, tu as fait déplacer C. qui a cru que j'étais décédée. Quand il a vu que je respirais, il a appelé les pompiers. Il me parlait, je n'avais plus aucune réaction. Heureusement pour moi et dommage pour toi, il a pu négocier avec les pompiers afin qu'ils m'accompagnent aux urgences de Saint-Cloud.

J'avais vu dix jours avant environ le docteur Sokolow. Tu devais écumer de rage en voyant et en entendant que j'allais y passer quelques jours, dans cet hôpital (une nuit, aux urgences, où le personnel soignant a été adorable, puis trois jours en médecine générale, où là aussi le personnel soignant était adorable).

J'en suis sortie un samedi après-midi mais en début de soirée, tu venais refrapper à ma porte. J'avais encore besoin de toi et je t'ai ouvert. Tu es reparti vers une ou deux heures du matin, et depuis je ne t'ai pas revu, malgré certains jours où tu viens perturber mes pensées.

Mon ex-cher ami, j'espère pouvoir te dire adieu définitivement. J'espère avoir le courage de ne plus t'ouvrir quand tu viendras refrapper à ma porte.

D. »

Chronique d'un divorce annoncé

« Ce matin, je me suis levé tôt. Un ciel ardoise accompagne mes pensées. C'est aujourd'hui que je te conduis sur le quai d'une gare anonyme.

Des visages blafards nous croisent, indifférents à nos sentiments.

Un pincement au cœur mêlé de mélancolie réveille de vieux souvenirs.

Je vais regretter la chaleur de ton corps qui réchauffait le mien ; ta blondeur et ta douceur qui, le soir venu, me faisaient oublier les soucis de la vie. Que de bons moments nous avons partagés tous les deux.

Mais à présent, tu en demandes trop. Tu m'étouffes et je ne ressens plus le bonheur de la liberté, je me retrouve prisonnier.

Tout est sans doute consommé...

Finalement nous ne sommes pas faits l'un pour l'autre.

Je sais que tu retrouveras d'autres compagnons ; ta beauté et ton pouvoir de séduction sauront convaincre des amis de passage. Jamais tu ne seras seule.

Te voici dans le train sans destination précise. Instinctivement tu te serres contre moi. D'un geste délicat, je m'écarte ; tu t'en vas. Un signe de la main, un sourire forcé, une page tournée.

Sans me retourner, je reviens d'un pas lent ; le roulement du train apaise mes doutes. Je contemple le ciel, un voile se déchire, un pâle soleil perce timidement les nuages ; des couleurs subtiles me font apprécier la beauté de la Vie.

Je n'ai pas eu le courage de te dire au revoir ou, mieux, Adieu. Adieu, boisson.

J.-M. »

ANNEXE 8

LE TRAJET DE L'ALCOOL DANS L'ORGANISME

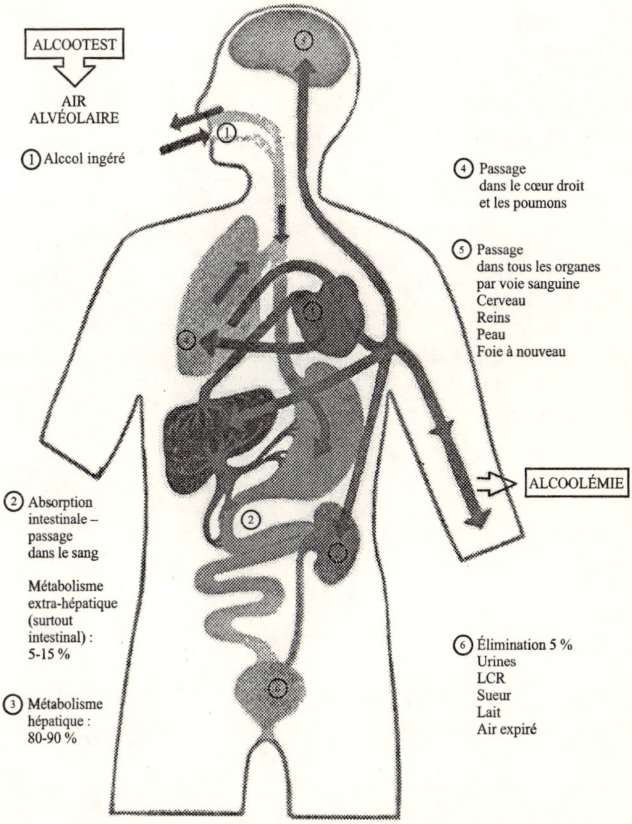

Annexe 9

Quelques livres et films consacrés à l'alcoolisme

Des livres...

Edward Albee, *Qui a peur de Virginia Woolf ?*, Actes Sud (Une soirée trop arrosée qui se termine mal)

Alcooliques anonymes, littérature officielle A.A.

Vivre sobre.

Douze Étapes/Douze Traditions

Vingt Ans dans l'unité

Le Point de vue de Bill

24 Heures par jour

Le Langage du cœur

Anonyme, *Moi, Christiane F., droguée, prostituée*, Folio, Gallimard

Apollinaire, *Alcools*, Poésie, Gallimard

Honoré de Balzac, *Traité des excitants modernes*, Arléa (café, thé, tabac, alcool...)

Jules Barbey d'Aurevilly,
– *Memoranda*, La petite vermillon, La Table ronde (journal d'un dandy, entre snobisme, anorexie et « alchool » en passant par l'éther)
– *Les Diaboliques*, Folio, Gallimard
Charles Baudelaire,
– *Les Paradis artificiels*, GF Flammarion
– *Du vin et du haschisch*, Mille et une nuits
Laurence Block,
Huit Millions de façons de mourir, Série noire, Gallimard
Tous les hommes morts, Le Seuil
Au cœur de la mort, Le Seuil
Le Diable t'attend, Le Seuil
Drôles de coups de canifs, Série noire, Gallimard
Les Enquêtes de Matt Scudder (flic privé alcoolo plus ou moins rétabli. L'auteur est un A.A. new-yorkais)
Charles Bukowski,
Souvenirs d'un pas grand-chose, Grasset
Mémoires d'un vieux dégueulasse, Grasset
Au sud de nulle part, Grasset
Hervé Chabalier,
Le Dernier pour la route, Robert Laffont
Alcoolisme : le parler vrai, le parler simple, Robert Laffont

Yves Courrière, *Joseph Kessel*, Plon (biographie de l'ivrogne dont les campagnes ont fait connaître, en France, les Alcooliques anonymes)

Dr Craplet,

Passion alcool, Odile Jacob (une histoire de l'alcool par le président de l'Ursa)

Jamais trop tard pour... parler d'alcool, La Martinière-Textes

Alcool et descendance, Les cahiers de C.N.D.C.A. 1/1998

Alcool et Révolution française, Centre de documentation en Alcoologie

Dossier : Alcoologie et addictologie

Jean-Paul Descombey, *L'Homme alcoolique*, Odile Jacob

Marguerite Duras, *Hiroshima mon amour*, Gallimard (une romancière vitrifiée par le pastis)

Dr Gomez,

La Personne alcoolique, Dunod (essai sur le système alcool)

Soigner l'alcoolique, Dunod (dynamiques de groupes)

Dr Haas, *Le Médecin du bateau ivre*, Grasset (souvenirs du fondateur du service d'alcoologie de l'hôpital de Saint-Cloud)

Jack Kerouac, *Sur la route*, Folio, Gallimard

Joseph Kessel, *Avec les Alcooliques anonymes*, Gallimard (les A.A. de New York au début des années 1960. Ce reportage a lancé A.A. en France)

Malcom Lowry,

Lunar Caustic, Lettres nouvelles

Ultramarine, L'imaginaire, Gallimard

En route pour l'île de Gabriola, Folio, Gallimard

Au-dessous du volcan, Folio, Gallimard

Chambre d'hôtel à Chartres (Nouvelles), La Différence

Michèle Monjauze,

La Part alcoolique du soi, Dunod

La Problématique alcoolique, In Press (alcoologie, psychanalyse)

Dr Olievenstein,

L'Homme parano, Odile Jacob

Il n'y a pas de drogués heureux, Robert Laffont

La Drogue ou la vie, Robert Laffont

Docteur Alain Raab et Alain Sarda, *Vivre avec un alcoolique*, Josette Lyon

Denis Richard,

Le Cannabis, Que Sais-je ? PUF

La Coca et la cocaïne, Que Sais-je ? PUF

Tranquillisants et hypnotiques, Que Sais-je ? PUF

Arthur Rimbaud, *Œuvres complètes*, La Pléiade, Gallimard

Ali Saad, *Les Chemins d'Ilje*, Éditions Buchet-Chastel (récit d'un ancien patient du service d'alcoologie de Saint-Cloud)

F. Scott-Fitzerald, *Tendre est la nuit*, Le Livre de Poche

Georges Simenon, *Antoine et Julie*, Presses de la Cité

Snyder, *La Marijuana*, Le Seuil

Christiane Rochefort, *Le Repos du guerrier*, Le Livre de Poche (récit de la compagne d'un alcoolique)

Joseph Roth,

Notre assassin, Folie d'encre (snob ou mytho ? Les deux ! L'auteur est mort dans l'alcool)

La Légende de Saint Buveur, Le Seuil (le jour de chance d'un clochard)

Dr Shentoub & Dr Mijolla, *Pour une psychanalyse de l'alcoolisme*, Payot (à quoi pensent les alcoologues...)

Anne V., *Jusqu'à plus soif*, Nil Éditions (journal de route chez les A.A.)

Thierry Vimal,

Le Grand Huit, L'Olivier

Dans l'alcool, L'Olivier (témoignages d'un nouvel ami)

Tennessee Williams,

Mémoires d'un vieux crocodile, Points, Le Seuil

Un tramway nommé désir, 10/18

Émile Zola,

La Conquête de Plassans, Folio, Gallimard (enfance de Gervaise)

L'Assommoir, Folio, Gallimard (classique des classiques)

Des films...

Films français

Régis Wargnier, *La Femme de ma vie*, 1986

Nicole Garcia, *Place Vendôme*, 1998

Pierre Granier-Deferre, *Le Chat*, 1971

Le piège

Yves Allégret, *Les Orgueilleux*, 1953
Xavier Beauvois, *Nord*, 1991

Films étrangers
Betty Thomas, *28 Jours en sursis*, 2000
Barbet Schroeder, *Barfly*, 1987
Luis Mandoki, *Pour l'amour d'une femme*, 1994
Blake Edwards, *Le jour du vin et des roses*, 1962

ADRESSES UTILES

Alcooliques Anonymes
29, rue Campo-Formio 75013 Paris (siège social et bureaux des services généraux)
Tel : 01.48.06.43.68
Permanence 24/24, Tel : 0820.32.68.83 (0820 ECOUTE)
http://www.alcooliques-anonymes.fr/
aafr@club-internet.fr

Al Anon et Alateen
18, rue Nollet, 75017 Paris (siège social)
Tel : 01.42.80.17.89 / 01.42.81.97.05
http://al-anon-alateen.fr

ANPAA (Association nationale de prévention en alcoologie et addictologie)
20, rue Saint-Fiacre 75002 Paris
Tel : 01.42.33.74.87
http://anpaa.asso.fr
contact@anpaa.asso.fr

Croix d'or Alcool Assistance
10, rue des Messageries 75010 Paris
Tel : 01.47.70.34.18
Numéro vert : 0821.00.25.26
www.alcoolassistance.net
contact@alcoolassistance.net

La Croix Bleue
189, rue Belliard 75018 Paris
Tel : 01.42.28.37.37
http ://www.croixbleue.fr/
cbleue@club-internet.fr

Fédération nationale des « Amis de la Santé »
18, rue du parc, 67205 Oberhausbergen
Tel : 03.88.56.09.65
http://f-n-a-s.com
secfnas@wanadoo.fr

MILDT Île-de-France dont dépend DATIS
www.drogues.gouv.fr
DATIS : Drogues Alcool Tabac Info Service
Drogues info service : 0.800.23.13.13
Écoute alcool : 0.811.91.30.30
Écoute cannabis : 0.811.91.20.20

Narcotiques anonymes
1 *bis*, rue Gutemberg 93100 Montreuil-sous-Bois
Permanence (tous les jours de 18 heures à 20 heures) : 01.43.72.12.72

www.narcotiquesanonymes.org
contact@narcotiquesanonymes.org

SOS Alcool femme
Association Laure Charpentier
7, rue Daunou, 75002 Paris
Tel. 01.40.15.90.17
alcoofem@wanadoo.fr

URSA
Centre hospitalier des quatre villes
3, place Silly 92210 Saint-Cloud
Tel. 01.49.11.60.60

Vie libre
8, impasse Dumur 92110 Clichy
Tel : 01.47.39.40.80
www.vielibre.org
vielibrenational@vielibre.org

TABLE

Cet ouvrage a été imprimé par

CPI
Firmin Didot

Mesnil-sur-l'Estrée

pour le compte des Éditions Flammarion
en septembre 2008

Composition et mise en page

NORD COMPO
multimédia

Imprimé en France
Dépôt légal : octobre 2008
N° d'édition : L.01ELKN000185.N001 – N° d'impression : 91908